# 实用
# 足踝外科疾病
# 诊疗学

刘得恒◎编著

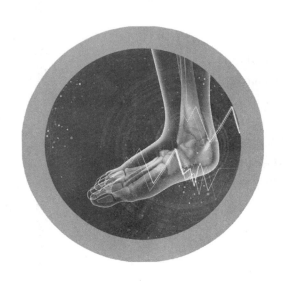

四川科学技术出版社

图书在版编目（CIP）数据

实用足踝外科疾病诊疗学 / 刘得恒编著 . -- 成都：
四川科学技术出版社，2023.10（2024.7 重印）
ISBN 978-7-5727-1121-3

Ⅰ . ①实… Ⅱ . ①刘… Ⅲ . ①足—骨疾病—诊疗②踝
关节—关节疾病—诊疗 Ⅳ . ① R658.3

中国国家版本馆 CIP 数据核字（2023）第 198353 号

**实用足踝外科疾病诊疗学**
SHIYONG ZUHUAI WAIKE JIBING ZHENLIAOXUE

| | |
|---|---|
| 编　　著 | 刘得恒 |
| 出 品 人 | 程佳月 |
| 责任编辑 | 税萌成 |
| 助理编辑 | 翟博洋 |
| 封面设计 | 星辰创意 |
| 责任出版 | 欧晓春 |
| 出版发行 | 四川科学技术出版社 |
| | 成都市锦江区三色路 238 号　邮政编码　610023 |
| | 官方微博　http://weibo.com/sckjcbs |
| | 官方微信公众号　sckjcbs |
| | 传真　028-86361756 |
| 成品尺寸 | 185 mm × 260 mm |
| 印　　张 | 6 |
| 字　　数 | 130 千 |
| 印　　刷 | 三河市嵩川印刷有限公司 |
| 版　　次 | 2023 年 10 月第 1 版 |
| 印　　次 | 2024 年 7 月第 2 次印刷 |
| 定　　价 | 50.00 元 |

ISBN 978-7-5727-1121-3

邮　　购：成都市锦江区三色路 238 号新华之星 A 座 25 层　邮政编码：610023
电　　话：028-86361770

　　足与踝是人体运动系统的重要部分，在行走、负重等活动中变化复杂，在人们日常生活、劳动、工作中不可或缺。

　　足踝关节是人体与地面接触的枢纽，可以说日常生活中行走的每一步都有足踝关节的参与，因而足踝关节也易受到损伤。足踝关节受伤后若没予以适当的治疗与康复，不少患者会留下后遗症。足踝关节损伤的机制和分类比较复杂，近年来，创伤治疗发展甚快，足踝关节损伤的治疗也有了新进展，而足踝关节镜外科技术在运动创伤中的应用，也极大促进了学科的发展。

　　足踝外科是骨科下的一个亚专科。它又分成前足外科、中足外科、后足外科、踝关节外科、足踝的运动医学外科以及矫形外科6个小的亚科。足踝部的疾病有其特殊性，它的诊疗理念与普通的骨科有相当大的不同之处。我国足踝外科起步比较晚，但随着国际交流的增多，在前辈们的努力推动下，近年来足踝外科在国内得到迅速发展。

　　随着对足踝的研究逐渐深入，我们进一步认识到足踝的重要性和复杂性。诸多概念正在更新，如外踝与内踝同样重要，不能偏废；韧带伤诊断不能疏忽遗漏；腓骨长度必须恢复以保持正常力学性能；损伤的复杂性不宜轻视，根据损伤机制进行治疗等均不可等闲视之。

　　为了引起同行们对足踝伤病的重视，并提高足踝伤病的诊治水平，编者特收集有关资料，结合临床实践和经验体会编写本书，内容包括病理学理论基础以及部分足踝常见疾病的诊疗，希望有助于同行和初学者。本书注重理论联系实践，对常见足踝关节疾病，从影像、损伤机制、分类、治疗等方面做了系统全面的介绍，以供各级医务人员参考。

　　由于编者工作经验有限，本书尚有欠缺之处，恳请广大读者提出宝贵意见和建议。未来我们将更加贴近临床，进一步充实足踝理论与实践研究，以期助力中国足踝外科的发展和足踝外科医师的成长。

# CONTENTS 目录

# 第一章 足踝部临床应用解剖

## 第一节 足部的临床应用解剖

### 一、足部骨骼

足骨分为跗骨、跖骨及趾骨，共有 26 块。其中跗骨共有 7 块，分别为跟骨、距骨、足舟骨、骰骨及内侧、中间和外侧楔骨；跖骨 5 块，其底部膨大，呈楔形，跖骨体的上面中部略宽，两端较窄，前部为跖骨头，有与趾骨相关节的凸隆的关节面；趾骨共有 14 块，除踇趾为 2 节外，其余各趾均为 3 节，每节趾骨分底、体及滑车 3 个部分。

#### （一）足部各骨的解剖特征

1. 跟骨

跟骨位于距骨下方，为足骨中最大者，其前部窄小，后部宽大，呈不规则长方形。跟骨后部宽大部分为跟骨体，跟骨体的后端突出，称跟骨结节，为跟腱的附着部。跟骨结节的内侧突较大，有踇展肌、趾短屈肌附着，外侧突较内侧突小，有小趾展肌附着。

跟骨内侧面呈中凹形式，有一宽厚的向内隆起部位，称为载距突，支持距骨颈，为跟舟跖侧韧带或弹性韧带附着处，其下有趾长屈肌腱通过。跟骨外侧面也有一突起，称为滑车突，下方有腓骨长肌腱沟，有腓骨长肌腱通过。跟骨共有 4 个关节面，包括 3 个距下关节面和 1 个跟骰关节面。3 个距下关节面位于跟骨的上面，分别与距骨的 3 个关节面相关节。它们彼此成一定角度由后向前排列，后 1/3 最大，称为后关节面；中 1/3 位于载距突之上，向前下倾斜，称为中关节面；前 1/3 较小，呈鞍形，称为前关节面，与骰骨相关节。距下关节面与跟骨结节呈 25°～40°，称为跟骨结节关节角（Böhler 角），为距跟关系的重要标志（当跟骨骨折时，此角常减小甚至消失，甚至成负的角度，影响足弓后臂，从而削弱了小腿三头肌的力量及足的弹簧作用，因而对足的负重功能造成了影响）。此 3 个关节面与距骨的相应关节面构成距下关节。距下关节面常有变异，最常见的是前、中关节面愈合为一个连续的关节面；也有 3 个关节面愈合为一个连续的关节面者。

跟骨的上面后关节面的前内方有跟骨沟，与距骨沟相对组成一条漏斗形隧道，称为跗骨沟管，其外侧开口较大的称为跗骨窦。窦口位于外踝的前下方，窦内有跟距骨间韧带，该韧带连接于距骨颈下外侧和跟骨上面之间，呈向上、向内、向前斜行走向，其前部的外侧部分较内侧坚强，不仅有稳定距下关节、防止足过度内翻的作用，也是距骨围绕跟骨的旋转中心。跗骨窦内含有脂肪、滑膜等组织，其间的韧带损伤后可引起脂肪垫增厚、滑膜嵌顿或无菌性炎症等病理改变，此时可伴有小腿部的感觉异常等表现，称为跗骨窦综合征。

跟骨主要由松质骨组成，外面仅有薄层皮质骨。骨小梁的排列方向与跟骨所承受的压力和张力的方向平行，可分成两组二束。第一组为压力骨小梁，分为前后两束。前束从跟骨沟部厚的皮质层发出，向前下方走行。后束从跟骨后关节面后的皮质层发出，呈扇形向后方跟骨结节走行。第二组为张力骨小梁，薄且长，沿跟骨两侧和下面分布。其两端呈扇状向上扩散，大部分止于前两束骨小梁的远端，少部分为跟骨结节和跟骰关节面的皮质层。在跟骨前下部有骨小梁稀少的三角区，尖端向上，位于跟骨沟下部，为血管进入髓腔区，足跟骨的构造薄弱处，故临床在处理跟骨骨折时，要注意保护该区，勿使其受到感染。

跟骨的血液供应（简称血供）来自多支动脉，其上面前部的血液供给来自足背动脉的分状动脉，上面后部的血供来自腓动脉和胫后动脉之间的跟骨上吻合支。跟骨内侧面的血供来自胫后动脉和外侧足底动脉的分支。下面来自外侧足底动脉的跟骨下分支。外侧面则由腓动脉的侧支供应。跟骨血供非常丰富，骨折后容易愈合，但由于其为松质骨，且被骨小梁分成了多个小格，一旦发生细菌感染，细菌容易大量繁殖，引起骨髓炎，且不易治愈。

2. 距骨

距骨分为头、颈、体3个部分。由于距骨在临床上外伤后最易发生缺血性骨坏死，在此重点介绍一下距骨的血供特点。

距骨的血供来自：①胫后动脉、胫前动脉和腓动脉，借骨膜血管网供给所有非软骨面。②跗骨窦动脉，起自足背动脉、外踝动脉或腓动脉穿支，经跗骨窦至跗骨管，在该处与跗骨管动脉吻合，共同为距骨提供血供。③跗骨管动脉，约在踝关节下方2 cm处，起自胫后动脉，向前经内侧韧带，分支至距骨内侧面，最后至跗骨管与跗骨窦动脉吻合，一起供应距骨的营养。

由于距骨的血管孔位于距骨的上、外、下面及距骨体的内侧，其中距骨颈下面的血管最多、最大，在距骨颈处骨折并伴有显著脱位时，距骨最容易发生缺血性坏死，所以，在临床上遇到此类情况时，要尽可能在第一时间使骨折解剖复位，并做有效的固定，以避免距骨缺血性坏死的发生。

3. 足舟骨

足舟骨介于距骨头和三块楔骨之间，呈前凸后凹形。前面有3个大小不同的关节面，分别与3块楔骨相接，后面有关节面与距骨头相接。足舟骨位于足内侧纵弓的中央部分，其内缘有一向下垂的舟骨粗隆，为胫骨后肌腱的附着部，此处常易因胫骨后肌的猛烈收缩引起撕脱性骨折，需与副舟骨鉴别。足舟骨的血供主要来自足背动脉的分支。足背动脉在足舟骨的背面，分为3~5支，并与足底内侧动脉相吻合，在足舟骨粗隆处形成弓，供应足舟骨大部分的血供。而舟骨跖面的血供则来自跖内侧的动脉。

4. 楔骨

楔骨有3块，均呈楔形，分别位于足舟骨与第1~3跖骨之间。各楔骨之间分别有关节形成。内侧楔骨最大、最长，外侧楔骨次之，中间楔骨最小。内侧楔骨内侧面粗糙，有一浅沟，为胫骨前肌腱通过；其上面狭窄，为韧带附着部；下面粗糙有腓骨长肌、胫骨前肌及部分胫骨后肌腱附着。中间跖骨底与楔骨相接部分较内侧、外侧楔骨位于较后的平面，最为固定。各骨上下面的大小并非一致，内侧、外侧楔骨的宽面朝上、窄面朝下，中间楔骨正好相反，三者互相嵌合。

5. 骰骨

呈不规则形，后面紧接跟骨，有跟骰关节面；前面与第 4、5 跖骨相接，内侧接外侧楔骨与足舟骨。骰骨跖侧有一沟，有腓骨长肌腱通过，其后有一圆形隆起称为骰骨粗隆，位于跟骨平面以下。骰骨的骨化中心出现年龄男女均为出生后 1 ~ 6 个月。骰骨有稳定足弓、限制跟骨旋前的作用。

6. 跖骨

跖骨位于跗骨和趾骨之间，为短管状骨，共有 5 个。第 1 跖骨短而粗，但最坚强，在负重上也最重要。第 1 跖骨头的跖面常有并行排列的两籽骨。第 1 跖骨底为腓骨长肌及部分胫前肌的附着部。第 5 跖骨底大致呈三角形，并向外下方突出，形成粗隆，超越骨干及相邻的骰骨外面，是足外侧的明显标志。在其背外侧有坚强的腓骨短肌腱附着，粗隆远侧骨干有第三腓骨肌附着，在第 5 跖骨底的下面有一浅沟，为小趾展肌腱通过，所以，在临床上第 5 跖骨底易发生撕脱性骨折。第 1 跖骨底呈肾形，与第 2 跖骨底之间无关节，亦无任何韧带连接，故具有相当大的活动性。其余 4 块跖骨间均有关节相连，并借背侧、跖侧及侧副韧带相连接，比较固定，其中尤以第 2、3 跖骨最为稳定，所以在足部外伤时，易发生第 2、3、4、5 跖骨同时脱位。第 4 跖骨底呈四边形，与第 3、5 跖骨相连。正常第 5 跖骨的骨骺线越过第 5 跖骨底的粗隆，与骨干平行，此骨骺线向近侧不至跖跗关节，向内不至第 4、5 跖骨间关节，此为其与骨折的鉴别点。

7. 趾骨

趾骨位于足骨的最末端，除姆趾为 2 节外，其他各趾均为 3 节，共 14 节。每节趾骨分底、体、滑车 3 个部分。近节趾骨底与跖骨头相关节，滑车与中节趾骨底相关节，中节趾骨滑车与远节趾骨底相关节。远节趾骨前端较宽且粗糙，称为甲粗隆。

### （二）足部各骨的排列特点

从整体上看，足部骨骼有以下特点：①足内侧缘中点与外侧缘中点的连线为斜线，前部为跖骨和趾骨，后部为跗骨。②跗骨为一组呈六方形的短骨，具 6 面，跗骨在足部能够起到支持重力、稳定足骨的作用。跖骨及近节趾骨为圆柱状长骨，有一体两端。中、远节趾骨在近端有骨骺，有部分人第 5 趾中、远节趾骨长合。③有人将足部骨骼分为 3 组，前组为跖骨和趾骨；中组为足舟骨、骰骨和 3 块楔骨；后组为跟骨和距骨。④第 1、2 跖骨间有一定的角度，其轴线之间的夹角称为 IMA 角，正常小于 9°，姆趾的跖骨与近节趾骨之间也有一定的角度，其轴线之间夹角称为 HVA 角，正常为 15° ~ 20°，大于 20° 即为姆外翻。

## 二、足部关节及其韧带

足部的 26 块骨之间，形成众多的关节，以满足足部的不同功能要求。骨关节之间连接十分稳固，除关节囊外，还有许多韧带加强。

### （一）跗骨间关节

1. 距下关节

距下关节由距骨体全部、距骨颈部及跟骨前 2/3 构成，位于跟骨稍前。跟骨的上面分为 3 个部分，前 1/3 为一平台，比后 1/3 低，在其内侧面有跟骨距前关节面；后 1/3 关节面呈马鞍形，上有脂肪垫覆盖；中 1/3 关节面凸向上与前后 1/3 关节面凹进的情况恰好相反。跟骨上面的这 3 个关节面与距骨下面相应的关节面彼此相合共同构成距下关节。骨间韧带将距下关节分为两半，两面均覆以滑膜。该韧带正好位于小腿负重轴线的延长部，所以在距下关节每一次运动中均起作用，足外旋时其紧张，内旋时其松弛。距下关节的关节囊松弛，附着于关节面的周缘，滑膜层独立，不与其他关节相通。

关节囊的周围有以下韧带：①距跟前韧带，起自跗骨窦入口的外侧，止于距骨颈。②距跟后韧带，起自距骨后突及踇长屈肌腱沟的下缘，止于跟骨后关节面的后侧。③距跟内侧韧带，强韧但细小，起自距骨后突的内侧，斜向前下方，止于跟骨载距突的后部。此韧带与内侧韧带融合，并构成踇长屈肌腱沟底壁的一部分。④距跟外侧韧带，扁而短，位于跟腓韧带的前上方，起自距骨外突，行向后下方，止于跟骨的外侧面。此韧带有防止足向后脱位的作用。

由于踝关节外侧有多条韧带保护，因此骨间韧带一般不会单独受到损伤，多为伴有其他韧带损伤的复合伤。踝关节的内、外翻活动实际不是发生在踝关节，而是主要在距下关节。距下关节轴线与足的中线夹角约 16°，与足底平面夹角约 42°。距下关节的动脉主要来自胫后动脉、腓动脉分布到跗骨窦的分支及足背动脉分布到跗骨的分支。神经主要来自腓深神经、足背外侧皮神经的分支。

**2. 距舟关节**

距舟关节和跟骰关节合称跗横关节。距舟关节是由距骨和足舟骨构成的关节，由于其与跟距关节的前关节面相连，因此又称为距跟舟关节。该关节为"球-窝"关节，但又因为周围有许多骨骼和韧带，所以不能如其他"球-窝"关节一样有一定的自由活动度。距舟关节的"球面"由距骨头的凸面构成，其"窝面"由足舟骨后面关节面，跟骨前、中关节面及横过它们之间的跟舟跖侧韧带构成。关节囊附着于关节软骨的周缘，其前部较薄，后部较厚。

稳定距舟关节的韧带主要有两条：①跟舟跖侧韧带，该韧带又称弹力韧带，强韧而肥厚，由纤维软骨构成。该韧带与踝关节的内侧韧带前部相连，起于跟骨载距突前缘，止于舟骨的下面和内侧面，对距骨头有重要的支持作用。外缘与分歧韧带跟舟部融合。该韧带上面有三角形的软骨关节面，构成距跟舟关节窝的一部分；该韧带下部分被胫骨后肌腱支持加强，是支持足弓的重要结构。胫骨后肌瘫痪的患者，由于距骨体位于足内侧纵弓的顶点，胫骨后肌失去作用后，距舟跖侧韧带的负担加大，其又没有胫骨后肌的强度，因此日久会引起柔软性扁平足。②分歧韧带，该韧带后方起于跟骨前关节面的背面，向前分为两股，分别止于足舟、骰二骨，内侧部称为跟舟韧带，斜向前内侧，止于足舟骨的外侧面，此韧带的上、下方分别与跟舟背侧韧带及跟舟跖侧韧带相融合；外侧部称为跟骰韧带，行向前方止于骰骨的上面。此外，尚有距舟背侧韧带的参与，该韧带宽而薄，起于距骨颈上面和外侧面，止于足舟骨的上面。

供应距舟关节的动脉主要来自足底内侧动脉的分支与足背动脉的分支。其支配神经主要来自腓深神经的外侧终支。

在运动时，距舟关节与距下关节在功能上形成联合关节，跟骨与足舟骨连同其他全部足骨在距骨上做内翻与外翻运动。

3. 跟骰关节

跟骰关节是跗横关节的另一部分，由跟骨前部的骰骨关节面与骰骨后部的凹形关节面连接构成。关节囊附着于关节软骨的周围，有的关节腔与距舟关节相通。

关节的周围有下列韧带：①分歧韧带，位于跟骰部的部分。②跟骰背侧韧带，连结跟、骰骨的上面。③足底长韧带，强韧而肥厚，起自跟骨下面的跟骨结节外侧突的前方，另一部分纤维则向前内方，跨过骰骨腓骨长肌腱沟，止于第 2 ~ 5 跖骨底。此韧带对维持足的外侧纵弓起着重要的作用。④跟骰足底韧带，为短宽而强韧的纤维带，起自跟骨下面的前端，斜向前内方，止于骰骨的下面。此韧带也有维持足外侧纵弓的作用。该关节下面有腓骨长肌腱支持，内侧有分歧韧带的跟骰部加强。稳定跟骰关节的韧带也有两条：①跖长韧带，起于跟骨结节内、外侧突的前方，深部纤维止于骰骨；浅部纤维行于深部纤维的前部止于第 2、3、4 跖骨底，深、浅二部纤维之间形成一条沟，腓骨长肌腱由此沟通过。该韧带有支持足外侧纵弓的作用。②跖短韧带，起于跟骨下面前端的圆形隆起，止于骰骨沟，呈扇形，被跖长韧带所覆盖。

供应跟骰关节的动脉主要来自足底动脉及足背动脉分布到跗骨和跖骨的分支。神经主要来自腓深神经、足背外侧皮神经或足底外侧皮神经分支。

足内、外翻时，跟骰关节可出现轻微的滑动与旋转。跟骰关节和距跟舟关节构成跗横关节。关节的内侧部突向前方，外侧部突向后方。

虽然距下关节、距舟关节、跟骰关节在解剖上是相互独立的 3 个结构，但它们在功能上是一致的。距舟关节、跟骰关节的关节线位于同一曲线上，在跗中关节截肢时常被视为一个关节。在先天性马蹄全足内翻足矫形中最常用的三关节融合术，即是通过在跟距、距舟、跟骰这 3 个关节上进行一定角度和范围的切骨后对合，从而达到矫正马蹄内翻足的目的。

4. 楔舟关节

由足舟骨的前关节面和 3 块楔骨的后关节面构成，关节囊附于关节面的周缘，关节腔与第 2、3 跗跖关节及第 1、2 跖骨间关节相通。

关节周围有楔舟背侧韧带和楔舟足底韧带固定。前者为 3 条细而强韧的韧带，起自足舟骨上面，行向前外方，止于 3 块楔骨的上面；后者位于足的跖侧，连结在足舟骨与 3 块楔骨之间。此两条韧带虽然细小，但坚强牢固，共同维持楔舟关节的稳定。

5. 楔骰关节与楔骨间关节

楔骰关节位于外侧楔骨外侧缘与骰骨的内侧面之间，楔骨间关节介于 3 块楔骨之间，它们有共同的关节囊及关节腔，并与楔舟关节相通。

关节周围有楔骰背侧韧带、楔骰足底韧带、楔间背侧韧带、楔间足底韧带、楔骰骨间韧带及楔骨间韧带。楔骰关节与楔间关节的动脉主要来自跖背及足底动脉的分支。神经主要来自腓深神经及足底内、外侧神经的分支。

## （二）跗跖关节

跗跖关节（Lisfranc 关节）分别位于内侧、中间、外侧楔骨前面与第 1 ~ 3 跖骨底之间，骰骨前面与第 4、5 跖骨底之间。由骰跖关节和楔跖关节两个关节组成。骰跖关节为骰骨前面与跖骨底构成；楔跖关节由楔骨前面与跖骨底所构成，包括内侧楔骨与第 1 跖骨底构成的马鞍状关节和中间、外侧楔骨与第2、3跖骨底构成的平面关节。

跗跖关节周围有跗跖背侧韧带、跗跖足底韧带及楔跖骨间韧带保护。跗跖背侧韧带由一些扁宽的纤维束组成，分别连结内侧楔骨的外侧缘与第2跖骨底、中间楔骨与第2跖骨底之间、外侧楔骨与第2～4跖骨之间及骰骨与第4～5跖骨之间；跗跖足底韧带为一强韧纤维束，分别连结内侧楔骨与第2、3跖骨底之间；楔跖骨间韧带共有3条，分别连结内侧楔骨外侧面与第2跖骨底的内侧面之间、中间楔骨与第2跖骨底之间及外侧楔骨底与第3、4跖骨底之间。

跗跖关节除第1跗跖关节外，其余4个跗跖关节排列均为向外的斜面，与中轴倾斜夹角约60°，足跗内翻时，体重正是通过跗跖关节而分布于跖骨头上。跗跖关节为正常足横弓的重要组成部分，在足旋转时跗跖关节为足部的最弱点，易引起骨折或脱位。跗跖关节一旦发生骨折、脱位便会引起足横弓塌陷，从而引起足的功能障碍。所以，临床应充分重视足跗跖关节骨折、脱位的处理。

### （三）跖骨间关节

跖骨间关节有3个，均位于第2～5跖骨基底之间，无独立的关节囊和关节腔，常与跗跖关节相通。

### （四）跖趾关节

跖趾关节由跖骨头的凸形关节面和近节趾骨底的凹形关节面构成。其关节囊松弛，中背面较薄，跖面较厚，附着于关节面的周缘。

跖趾关节周围有踝侧副韧带、跖骨深横韧带及足底韧带保护。跖趾关节的主要活动为跖屈及背伸，另外，亦可做轻微的内收与外展运动。屈趾的运动范围较大，但受伸肌腱及背侧韧带的限制；有时趾背伸可达80°，主要受屈肌肌腱及侧副韧带的限制。跖趾关节活动的最大背伸范围发生在行走起动时，而在正常行走时几乎无跖屈活动。

在跖趾关节中以第1跖趾关节的活动度最大，结构也最复杂。其关节囊背侧为伸肌腱，两侧为侧副韧带，跖侧为连接跖骨头与第1节趾骨的韧带和跖深横韧带。蹈长屈肌腱位于第1跖趾关节跖面的胫腓侧籽骨形成的沟内，并向远侧止于远节趾骨底。蹈短屈肌分为两部分，分别止于近节趾骨底内、外跖侧面，与跖侧关节囊合为一起；蹈短屈肌内侧腱与蹈展肌相融合，而蹈短屈肌外侧腱与蹈收肌止点相融合。跖趾关节背侧结构类似于手掌指关节的背侧结构，损伤时可出现蹈短屈肌内、外侧腱束的滑脱。正常人的第1跖趾关节活动范围为跖屈35°，伸直时中立位0°，可有很少度数的背伸。蹈趾的跖趾关节还有一定的外翻倾斜度，一般为14°～15°。另外，尽管蹈趾有外展和内收肌，但正常情况下其跖趾关节没有侧方的活动。在蹈趾跖趾关节的内侧和小趾跖趾关节的外侧各有一个小的滑囊，穿鞋较紧或受其他摩擦刺激时，可引起蹈趾或小趾的滑囊炎。

供应跖趾关节的动脉主要来自跖背和跖底的动脉以及趾背、趾底动脉的分支。跖趾关节的下面有趾底固有神经分布；第1跖趾关节的上面有腓深神经及足背内侧皮神经分布；第2、3跖趾关节的上面有腓深神经的分支分布；第4、5跖趾关节的上面有足背外侧皮神经分布。

## （五）趾骨间关节

趾骨间关节如同手的指骨间关节，共有 9 个，由近侧趾骨的滑车与远侧趾骨的底构成，关节囊附于两骨关节面的边缘。

趾骨间关节周围的韧带有侧副韧带、背侧韧带及足底韧带。侧副韧带位于关节的两侧，连结趾骨间关节近、中节跖骨滑车侧面与中、远节趾骨底侧面；背侧韧带为关节上面的膜状韧带，两侧与侧副韧带融合；足底韧带为关节面下面的纤维软骨板，两侧与侧副韧带融合，与骨面之间有短纤维相连。趾骨间关节亦属于屈戌关节，能做屈、伸运动。由于受屈肌腱及足底韧带的限制，关节的屈曲运动范围较大，而背伸范围较小。踇趾的趾骨间关节活动度最大，可跖屈 60° 左右。

# 三、运动

## （一）足部肌肉

足部肌肉的功能主要在于维持足弓和协调足外在肌的屈、伸肌之间的作用力，保持足在活动时的平衡和稳定。

### 1. 足外在肌

足外在肌由位于小腿前侧的胫骨前肌、趾长伸肌、踇长伸肌及第三腓骨肌所组成的小腿前群肌肉和小腿外侧的腓骨长、短肌及小腿后侧的腓肠肌、跖肌、比目鱼肌、踇长屈肌、趾长屈肌、胫骨后肌等肌肉组成。这些肌肉在运动中担负大部分体重，管理足的运动，能支持足弓，既可使足背伸和跖屈，又可使足内翻、外翻和内收、外展。

（1）胫骨前肌

位于小腿前外侧面的皮下，紧贴于胫骨外侧面，其外侧的上方与趾长伸肌相邻，下方与踇长伸肌相邻。该肌起自胫骨外侧面的上 2/3 及其邻近的小腿骨间膜和小腿深筋膜深面，在小腿上半部，该肌覆盖着胫前血管和腓深神经，肌束向下，约在腿下 1/3 段前面移行于长腱，经小腿横韧带和十字韧带深面，止于内侧楔骨内侧面和第 1 跖骨底部。作用为背伸足，并使足内翻、内收。同时，还帮助维持足的内侧纵弓。

（2）胫骨后肌

位于小腿三头肌的深面，趾长屈肌与踇长屈肌之间。该肌起自小腿骨间膜上 2/3 及邻近的胫、腓骨骨面，肌束向下移行为长肌腱，经趾长屈肌的深面，进入内踝后的沟内。该肌腱分叉如指状，止于足舟骨粗隆及 3 块楔骨的基底面。此肌的作用是屈踝关节和使足内翻。

（3）腓骨长、短肌

腓骨长肌起于腓骨头、腓骨外侧面上 2/3 和小腿深筋膜，腓骨短肌起于腓骨外侧面下 2/3 及前后肌间隔，在小腿中部腓骨长、短肌腱互相掩叠并移行为肌腱，短肌止于第 5 跖骨粗隆，长肌下行由足的外侧缘进入足底，斜行向足内侧，止于第 1 楔骨内侧及第 1 跖骨底跖侧面的外侧。

（4）腓肠肌

有内、外侧两个头，内侧头起于股骨内侧髁上的三角形隆起，外侧头起于股骨外侧髁的压迹近侧端，在两个头的深面各有一滑囊。两个头在腘窝下角会合，又互相分开，在小腿后部中点相连为一个扁宽的腱性结构，向下与比目鱼肌腱相融合为跟腱。

（5）比目鱼肌

比目鱼肌起于腘线水平，胫骨内侧缘中 1/3 及腓骨干上 1/3 的后面，向下到小腿中部以下，移行为肌腱，参与跟腱的构成。比目鱼肌的肌纤维排列呈双羽状，肌肉的起点为腱纤维所加强，构成比目鱼肌腱弓，横架于小腿的骨间隙上。行走时该肌与腓肠肌、跖肌一起起到拾起跟骨的作用。

（6）第三腓骨肌

起于腓骨前面下 1/4，止于第 5 跖骨底的背侧面，能背伸及外翻足。

（7）跨长伸肌

位于胫骨前肌和趾长伸肌之间，起于腓骨内侧面之下 2/3 及其邻近的骨间膜，向下移行于长腱，经十字韧带深面，止于跨趾远节趾骨基底部的背面。作用为伸跨趾，并使足背伸。

（8）跨长屈肌

起于腓骨后面，止于足底后，开始位于趾长屈肌腱的外侧，继斜向内行，与趾长屈肌腱相交叉而至其内侧，跨长屈肌腱穿过屈肌腱纤维鞘后，止于跨趾远节趾骨底，作用为屈跨趾。

（9）趾长伸肌

起于腓骨前面上 2/3 和邻近骨间膜、胫骨上端、前肌间隔及小腿深筋膜，在足部分为 4 条腱，止于第 2 ~ 5 趾，其中间束止于第 2 节趾骨底的背侧，两侧束止于第 3 节趾骨底背侧，趾长伸肌能伸第 2 ~ 5 趾及背伸足。此肌与胫骨前肌有起于胫腓骨上端及骨间膜的共同起点。

（10）趾长屈肌

起于胫骨后面，经分裂韧带的深面入足后，先经跟骨载距突的跖而斜向前外，接收跨长屈肌腱的一支或数支及跖方肌的止端，与跨长屈肌腱相交叉而经其浅面。趾长屈肌腱向前分为 4 条腱，抵达第 2 ~ 5 趾，各腱与相应的趾短屈肌腱协同进入屈肌腱纤维鞘，最初长肌腱在短肌腱之下，在第 1 节趾骨的中部穿过短肌腱达其浅面，止于远节趾骨。

（11）跖肌

跖肌有时缺如，与前臂的掌长肌相似，肌腹呈细小梭形，起于股骨外上髁的下部及膝关节囊，一半为腓肠肌的外侧头掩护，向下移行为跟腱或止于跟骨的内侧面。起协助腓肠肌和比目鱼肌提跟骨的作用。

需要说明的是，屈肌腱纤维鞘由趾部深筋膜增厚构成，在两侧附于第 1、2 节趾骨的侧缘与趾间关节的韧带，前端在趾长屈肌腱与跨长屈肌腱止端之前附着于末节趾骨底，后端与跖腱膜的趾骨相融合。屈肌腱纤维鞘成为一骨纤维性管，管内衬以滑膜鞘，共有两层，一层衬于管的内面，一层包裹肌腱，两层在鞘的两端相连续。鞘内光滑，内有滑液，肌腱在鞘内活动自如，并且当屈肌腱在其内通过时，保持各腱位于本位。滑膜鞘在腱与腱间及腱与骨间形成腱纽，血管由此进入肌腱。

### 2. 足内在肌

足内在肌主要分为足背肌和足底肌。足内在肌主要作用是稳定和支持体重，大多纵行，可加强足的纵弓。

（1）足背肌

足背肌包括跚短伸肌和趾短伸肌，这 2 块肌肉在解剖学上有共同的起点，以及相同的血供来源和神经支配。

跚趾短伸肌位于皮下，趾长伸肌的深面，为一小的扁肌，于跗骨窦的前方起自跟骨的下面、外侧面及伸肌下支持带，扁平的肌腹向前内侧方走行，至第 5 跖骨粗隆平面移行为 3 束细的肌腱，各肌腱分别在趾长伸肌腱的外侧向前内与其交叉并会合，止于跚趾近节趾骨底的背面及第 2 ~ 4 趾的趾背腱膜。

跚、趾短伸肌的神经来自腓深神经。此二肌的功能是伸跚趾的跖趾关节及第 2 ~ 5 趾的跖趾关节和趾间关节，协助跚长伸肌和趾长伸肌发挥伸趾作用。

（2）足底肌

足底肌分为 3 群，即内侧群、外侧群和中间群。

内侧群包括跚展肌、跚短屈肌和跚收肌：①跚展肌。跚展肌位于足底浅层的内侧缘，覆盖足底血管和神经的起始部，其外侧为跚短屈肌。跚展肌主要起于跟骨结节内侧突、足舟骨粗隆，部分肌束起自足底肌腱和屈肌支持带，沿足内侧缘前行，移行为扁腱，与跚短屈肌内侧头合并后，止于跚趾近节趾骨底的跖面和内侧面。跚展肌由足底内侧神经支配，有外展跚趾及屈跚趾的作用。②跚短屈肌。位于足内侧缘前端的皮下，跚展肌腱的外侧及深面，直接与第 1 跖骨相贴。起于内侧楔骨的跖面、胫骨后肌腱和足底面的各个肌腱，肌束向前分为内、外两个肌腹，两肌腹之间的足底面沟内有跚长屈肌腱通过。内侧肌腹与跚展肌合为一腱，止于跚趾近节趾骨底跖面的内侧；外侧肌腹与跚收肌斜头合成一腱，止于跚趾近节趾骨底跖面的外侧。跚短屈肌由足底内、外侧神经支配，其作用为屈跚趾近节趾骨，并参与维持足弓。③跚收肌。位于足底中部，包括斜头和横头。斜头位于趾长屈肌腱、蚓状肌和足底跖方肌的深面，紧贴骨间肌，斜头呈纺锤状，起始于足底长韧带，腓骨长肌腱纤维鞘，外侧楔骨跖面和第 2、3、4 跖骨底跖面，肌纤维斜向前内方与跚短屈肌内侧肌腹合成一腱，止于跚趾近节趾骨基底部跖面的外侧和腓侧籽骨。横头较小，位于趾长屈肌腱和蚓状肌的深面，横列于第 2 ~ 5 跖骨头的基底面，此部有时可以单独成为一个小肌，即足横肌。横头以单独肌束起自第 3 ~ 5 跖趾关节囊，肌纤维横行向内，至第 1 跖趾关节后面与斜头会合成总腱，而移行为斜头肌腱。与跚短屈肌外侧腹共同止于跚趾第 1 节趾骨底跖面的外侧。跚收肌受足底外侧神经深支支配，有内收、屈跚趾的作用。

外侧群包括小趾展肌和小趾短肌：①小趾展肌。位于足的外侧缘，足底腱膜的深面，前端位于小趾短肌的外侧。起始于跟骨结节足底面，肌纤维向前移行为两条肌腱，外侧腱止于第 5 跖骨粗隆，内侧腱止于小趾近节趾骨基底跖面的外侧。小趾展肌受足底外侧神经或足底内侧神经支配，其作用是外展和屈小趾。②小趾短屈肌。位于足底外侧缘的前端，深面与第 5 跖骨底面紧贴，外侧部分被小趾展肌遮盖。该肌起于第 5 跖骨底跖面及足底长韧带，止于小趾近节趾骨底跖侧面的内侧。小趾短屈肌受足底外侧神经浅支支配，其作用为屈小趾的跖趾关节。

中间群包括趾短屈肌、足底方肌、足蚓状肌和骨间肌：①趾短屈肌。位于足底中部，足底腱膜的深面，呈梭形，与跖腱膜关系密切。起自跟骨结节内侧突。肌束向前移行为 4 条肌腱，分别止于第 2 ～ 5 趾。各肌腱经趾长屈肌腱的浅层，并共同进入趾腱鞘，在鞘内分为两束，止于中节趾骨底。趾短屈肌受足底内侧神经支配，其作用为屈第 2 ～ 5 趾跖趾关节及近侧趾间关节，并参与足纵弓的维持。②足底方肌。位于足底中部，趾短屈肌的深面，为斜方形的小扁肌。有内外两头，内侧头较宽大，起自跟骨下面的内侧及足底长韧带的内缘，外侧头起自跟骨下面的外侧及足底长韧带，肌纤维斜向前内方，两头会合后止于趾长屈肌腱的外侧缘。③足蚓状肌。有 4 条，位于足底腱膜的前部的深面，趾长屈肌腱之间，因形似蚯蚓而得名。第 1 足蚓状肌起自第 2 趾趾长屈肌腱的内侧缘，其余 3 条起于第 2 ～ 4 趾趾长屈肌腱的相对缘。各蚓状肌经相应的趾长屈肌腱的内侧向前，跨过跖骨深横韧带的跖面移行为肌腱，向上绕过第 2 ～ 4 趾的近节趾骨底的内侧，止于各相应趾近节趾骨的趾背腱膜。各肌腱与跖趾关节囊之间有蚓状肌囊。第 1、2 足蚓状肌受足底内侧神经支配，第 3、4 足蚓状肌受足底外侧神经支配。蚓状肌有屈第 2 ～ 5 趾的跖趾关节、伸趾间关节的作用，并可使第 2 ～ 5 趾内收。④骨间肌。包括 4 块骨间背侧肌和 3 块骨间足底肌。骨间背侧肌有 4 块，止于第 2 ～ 4 趾的近节趾骨和趾背腱膜。骨间足底肌有 3 块，止于第 3 ～ 5 趾的近节趾骨底和趾背腱膜。骨间背侧肌和骨间足底肌均受腓深神经和足底外侧神经支配。

### （二）足部的运动

足可以做各种各样的运动，以适应人体的不同需要。正常情况下，足的运动方式主要是背伸、跖屈，另外还可做内收、外展、内翻、外翻、旋前、旋后等的活动。

内收：指足围绕小腿前轴、趾尖转向内、接近正中面的运动。

外展：指足围绕小腿前轴、趾尖转向外、远离正中面的运动。

内翻：指足内缘提高、外缘降低、足底朝内的运动。

外翻：指足外缘提高、内缘降低、足底朝外的运动。

旋前：指足围绕其本身长轴旋转，使足底朝向下向外的运动。

旋后：指足围绕其本身长轴旋转，使足底朝向下向内的运动。

其中，足的内翻包括内收、旋后和踝关节的背伸运动，而外翻则包括足的外展、旋前、踝关节的跖屈活动。上述运动具体到某一关节，尚有不同的运动。

1. 踝关节的运动

真正的跖屈和背伸活动发生在踝关节。有关踝关节的运动将在下一节中叙述，此处不作论述。

2. 距下关节的运动

距下关节是由距骨和跟骨形成的关节。足的内、外翻运动主要发生在距下关节，其活动轴是足舟骨内背侧到跟骨外跖侧的连线，该轴与足中线呈 16°，与水平面呈 42°。正常情况下，足在平地行走时内、外翻活动范围为 6° 左右，扁平足者可达 12°。其内翻的动力主要来自胫骨前肌和胫骨后肌，外翻的动力主要来自腓骨长肌和腓骨短肌。行走时距下关节是和踝关节协同活动的，所以有人将踝关节和距下关节的活动称为踝关节 - 距下关节复合体，如此则可共同进行各方向活动，当其中一个关节活动受限时，另一个关节活动则增加，如在踝外旋时，踝关节的活动减少，而距下关节的活动则增加。当踝关节内旋或处于中立位时，踝关节本身活动增加而距下关节活动则减少。正是由于这两个关节的相互代偿，协调一致才使得足能在各种不同的地面上自如地行走和运动。

3. 跗横关节的运动

跗横关节是由距舟关节和跟骰关节组成的，其活动主要为内收和外展，并有轻微跖屈及背伸和旋前及旋后活动。跗横关节的活动主要受距下关节的控制，当距下关节外翻时，距舟及跟骰关节是互相平行的，此时跗横关节可有某种程度的自由活动度，而当距下关节内翻时，此两关节活动轴不再平行，关节活动受到限制，但会增加中足的稳定性。

4. 跗跖关节及跗骨间关节的运动

跗跖关节为变形的平面关节，只能做轻微的滑动及屈伸运动。内侧及外侧跗跖关节还可做内收外展运动。跖跗关节及跗骨间关节是足部比较稳定的部位，并且骨间有强力的韧带加强，各个关节互相嵌合，所以关节间很少有明显的活动。跗跖关节运动的结果是跗跖关节跖屈时增大足前部横弓的弧度。相反，当跗跖关节背屈时，足横弓变得扁平。

5. 跖趾关节的运动

跖趾关节的主要活动为跖屈和背伸，跖趾关节活动的最大背伸范围发生在行走启动时，而在正常行走时几乎无跖屈活动。此外，跖趾关节还可进行侧方运动，但远不如手指灵活。

6. 趾骨间关节的运动

趾骨间关节属于屈戌关节，仅能做屈、伸运动，行走或中立位时趾间关节处于伸直位，无主动背伸活动。𧿹趾间关节屈曲范围为 0° ~ 90°，由𧿹长屈肌完成，伸展即由𧿹长伸肌完成。第 2 ~ 5 趾近节趾骨间关节为滑车关节，可做屈伸运动，屈曲由趾短屈肌完成。伸展由趾短伸肌、骨间肌和蚓状肌共同完成。远节趾骨间关节为单纯滑车关节，屈伸范围较大，由趾长屈肌完成，伸展由趾长伸肌完成。

总之，足趾的屈曲运动靠𧿹长屈肌及趾长屈肌，而伸展运动靠𧿹长伸肌及趾长伸肌。𧿹长屈肌除屈𧿹趾外，在行走中还起重要作用。它可使𧿹趾强度屈曲，并固定于该位置，如果作用继续，则有一个强大的推动力量，从而使体重前移。

在行走时，起步侧足跟因小腿后侧肌肉收缩由地面抬起，体重落于𧿹趾等足趾上，此作用发生于矢状平面上，直到完全屈曲为止。此后由于胫骨后肌的内收作用，使足呈内旋，足纵弓及足横弓凸度均增大，这时借助于跟腱、腓骨长肌、腓骨短肌、胫骨后肌、趾屈肌的共同作用，体重朝前推移，与此同时，背伸肌亦起作用，而使足离开地面，完成足的位移。

## 四、足弓、足底筋膜间隙

### （一）足弓

#### 1. 足弓的构成

在人类进化的过程中，为了负重、行走和吸收震荡，足骨的跗骨、跖骨及其连接的韧带，形成了凸向上方的弓，此称为足弓。人的足弓是一个富有弹性的结构，可随姿势的改变而有所不同。足弓可分为内侧纵弓、外侧纵弓和横弓。

（1）内侧纵弓

内侧纵弓较高，自前至后由 3 块跖骨、内侧楔骨、足舟骨、距骨、跟骨构成。距骨是内侧纵弓最高点，于直立姿势时，足弓的两端与地面接触，前为第 1 跖骨头，后为跟骨结节。

足舟骨是内侧纵弓顶端，距地面 15 ~ 18 mm。体重负荷在内侧纵弓上造成的应力线汇合在距骨上，负重应力线在内侧纵弓诸骨上的配合与骨小梁的排列方向是一致的。体重的应力传递到距骨后，其应力线分为前后两组：前组应力线由胫骨下端后部皮质发出，斜行向前下方经足舟骨、楔骨在第 1 跖骨头处传达到地面；后组应力线起自胫骨下端前部皮质，斜行向后下，经跟骨体后端与地面接触。

内侧纵弓主要由胫骨后肌、踇长屈肌、趾长屈肌、足底的小肌、跖腱膜及跟舟跖侧韧带维持，此弓曲度大、弹性强，故有缓冲震荡的作用。

（2）外侧纵弓

外侧纵弓自前向后由第 4、5 跖骨，骰骨及跟骨构成。其中第 4、5 跖骨头为弓的前部着地点，跟骨结节后外侧为后部着力点。骰骨位于外侧纵弓的最高点，骰骨底一般距地面垂直距离为 3 ~ 5 mm。外侧纵弓的应力线也分为前后两组：前组应力线起自胫骨下端后部皮质，呈扇形经骰骨与第 5 跖骨，由第 5 跖骨头传达到地面；后组应力线起自胫骨下端前部皮质，经踝关节传到距骨后部，然后呈扇形分开，再呈弧形由跟骨传达到地面。

维持外侧纵弓的结构有腓骨长肌、腓骨短肌、趾长伸肌、趾短展肌、跗前韧带及跟骰足底韧带等。外侧纵弓曲度小、弹性弱，主要与维持身体的直立有关。但由于该弓与骨间韧带联合较强，故比较稳定。

由此可见，跟骨为内、外纵弓的后柱，跟骨结节与跖骨头为负重点，外侧纵弓较低，各节运动范围甚小。外侧纵弓覆被以肌肉及其他软组织，站立时几乎全着地；内侧纵弓则较高。

（3）横弓

由骰骨、3 块楔骨、5 个跖骨基底及跗骨的前部构成。足底自前向后共有 3 个横弓，依次是跖骨头平面横弓、楔骨平面横弓、足舟骨与骰骨平面横弓。全体作拱桥，其背侧面较跖侧面大，上宽下窄，在足的跖面形成一个很深的凹，整体成为横弓。横弓的前部由第 1 ~ 5 跖骨构成，相当于跖骨头平面横弓。非负重时第 1、5 跖骨与地面接触，而第 2、4 跖骨头离开地面，负重时此横弓趋于扁平，所有跖骨都紧贴地面。维持此横弓的主要肌肉是踇收肌横头及跖骨横韧带。中部的横弓由 3 块楔骨及骰骨构成，横弓的外侧由骰骨接触地面，3 块楔骨均离地面构成穹隆状，其中以中间楔骨离地面最高，此处横弓较强劲有力，主要由腓骨长肌腱延续的腱纤维止于此弓诸骨上，维持弓的紧张度，在负重时不会完全变扁平而仍能维持弓状。足后部的横弓由足舟骨与骰骨构成，骰骨与地面接触，足舟骨离地。与前面两个横弓相比，此弓弧度大，足舟骨离地最高。该弓主要由胫骨后肌维持。构成横弓的各骨关节面的方向并非一致，足舟骨及内侧楔骨的背侧面向上向内，中间和外侧楔骨的背侧面向上，骰骨的背侧面向上向外，骰骨的内侧面向上向内。整个足横弓主要由腓骨长肌、踇收肌的横头及跖腱膜等结构维持。

2. 维持足弓的结构

维持足弓的结构有足骨、韧带和肌肉 3 个部分。

（1）足骨

足骨的背侧面凸出，较跖侧面为宽，无论从前后方向或从左右方向看，均向上弓起。两足并立时，两足横弓形成一个完整的穹隆。人的足弓以纵弓更为重要，横弓的维持有赖于纵弓的完整，如纵弓被破坏，横弓必然受到影响。

（2）韧带

维持足弓的韧带在足弓的凹面，有牵拉足弓前后端的作用。主要韧带有跟舟跖侧韧带、骨间韧带、内侧韧带、短韧带、跖腱膜等。外侧纵弓的骨间韧带有抵抗肌肉向后牵引及因走路或跑跳时在第4～5趾引起的后冲力量的作用。内侧纵弓的骨间韧带有使因行走或跑跳加于第1跖骨的后冲力量分散至第2～3跖骨，以及间接经楔、舟、距骨传达至胫骨的作用；内侧韧带的作用是在维持踝关节稳定的同时，使跟骨外翻；跖腱膜是维持足纵弓极为重要的结构。

（3）肌肉

足底的肌肉是维持足弓最重要的因素，能将足弓的两端牵拉、靠拢或直接向上牵起弓顶。内收与内翻足的肌肉能增加纵弓的宽度，外展与外翻足的肌肉则使纵弓变扁。维持足弓的肌肉主要有胫骨前肌、胫骨后肌、腓骨长肌、踇长屈肌、趾长屈肌、踇收肌横头等。肌肉在足弓的维持上具有重要作用，在不同姿势下，它们所起到的作用是不同的。

对足跖屈来说，胫骨后肌、踇长屈肌、趾长屈肌，连同腓骨长肌的作用并不是很大。这些内、外翻肌肉的主要作用是使跖骨头所承担的力量维持在一定的平衡。腓骨长肌可使外侧跖骨头转移至第1跖骨头的压力，比起胫骨后肌及趾长屈肌由第2跖骨头转移至外侧跖骨头的压力要大4倍。行走时，如前足重量落于趾端，胫骨前肌则完全处于松弛状态，对足弓维持不起作用。

当足平行着地时，胫骨后肌、腓骨长肌也处于松弛状态，只有当足跟离地，重量落于前足时，这两块肌肉才开始收缩。所以维持足弓的因素是足骨、韧带和肌肉共同作用的结果，其中肌肉最重要，但这些因素是在动态下完成的，不能只片面地强调某一方面。

足骨、韧带和肌肉的发育异常，或因足部受到外伤引起足弓塌陷，引起平足症，又称扁平足。其中有一部分患者虽有平足表现但无任何症状，只是长时间行走后足部劳累加重，这种因韧带或肌肉的异常引起的足弓塌陷称为柔软性扁平足，可通过行软组织手术矫正。骨骼异常引起的足弓变化称为僵硬性平足症，则需行截骨术才能矫正。平足症患者常有下肢力线的改变，如跟骨外翻等，治疗时也应充分考虑。

3. 足弓的功能

足弓是人类直立行走后的产物，也是进化的结果。由于人类要进行各种各样的活动，对于长期从事承担身体重量的足来说，难免会发生疲劳，甚至导致结构被破坏，这就要求足底要有一定的弹性，对来自全身的重量要有缓冲。人的内、外侧纵弓和横弓在人体的足部形成了一个力学性能非常合理的拱形弹力结构系统，能够使足底应力分布均匀，足弓和维持足弓的韧带、肌肉共同能够完成吸收能量、缓解震荡，起到保护足部以上的关节、防止内脏损伤的作用。

## （二）足底筋膜间隙

足底筋膜分为浅、深两层，浅层称跖腱膜，深层称骨间跖侧筋膜。

### 1. 跖腱膜

跖腱膜位于足底，是足底深筋膜增厚部。跖腱膜起自跟骨结节，在足底前部大约相当于跖骨颈部，分为浅、深两层，深层厚而强大，又分为5束，沿跖骨表面行走，在跖骨头处分为两支，浅、深两层之间有屈肌腱通过，外侧4束止于跖趾关节囊下方增厚而形成跖板的内、外侧；内侧束的两分支则分别止于第1跖骨头下的2块籽骨，后者又有强大的韧带连于近节趾骨基底及第一跖骨颈。相邻的跖腱膜及跖腱膜与跖骨头处的跖深横韧带相互交织，组成强大的筋膜韧带系统，共同维持足弓的三维形态。

跖腱膜的功能有：①支持足的纵弓，对足纵弓起到"绞盘样作用"，在足负重时能储存一定的弹性势能，是足纵弓坚强的稳定结构；②保护足底的肌肉及肌腱，便利活动；③保护足底的关节。

跖腱膜向足部深处发出两个筋膜隔，分别止于骨间跖侧筋膜。将足底分为3个筋膜室，即内侧室、外侧室及中间室。内侧室有足底内侧动脉及神经通过，在足底内侧沟前行；外侧室有足底外侧动脉及神经通过，神经血管的近段及远段进入中间室；中间室内有趾长屈肌、趾短屈肌、踇收肌、蚓状肌和足底方肌及在各趾的屈肌腱之间通过的神经血管等。

### 2. 骨间跖侧筋膜

足底的骨间跖侧筋膜覆盖于骨间肌的跖侧面，与跖骨跖侧面骨膜愈合，与骨间背侧筋膜及相邻两侧的跖骨共同构成4个跖骨间隙，各间隙内均含有神经、血管。足底的跖腱膜、骨间跖侧筋膜之间共形成了3个肌间隙，各间隙的内、外侧均有紧密的筋膜所限制，如足底某一间隙的感染可向深部或浅部蔓延，细菌或脓液可穿过跖腱膜至皮下，或因趾蹼中间室鞘内的疏松结缔组织与小腿后肌群的深筋膜相续，中间室的感染可向小腿蔓延。另外，足底跟部存在弹性脂肪组织，形成弹性纤维组成的致密间隔，一旦细菌进入，极易繁殖，且抗生素难以到达这些小间隔内，不易控制感染。

# 第二节　踝部的临床应用解剖

## 一、踝部骨骼

踝关节又称距小腿关节，其骨性结构包括胫骨下端、腓骨下端与距骨滑车3个部分。内、外踝的关节面以及后踝的关节面和胫骨下端关节面构成踝穴，横跨在距骨体滑车的上方，形成一种类似马鞍状的关节，其中以距骨滑车和胫骨下端为构成踝关节的主要部分。前后方向活动范围较大，左右方向活动范围较小。

### （一）胫骨下端

胫骨外观呈三棱柱形，下端逐渐扩大，呈四边形，其终末端称为平台，即胫骨远端关节面，是踝关节的主要负重关节面。内侧面向下延伸，形成一个坚强的钝锥状骨突，称为内踝。内踝的关节软骨与胫骨远端关节面的软骨相连。内踝可分为前丘部和后丘部，两者以丘部结节间沟为界，前丘部明显低于后丘部。大隐静脉从其前侧通过，在治疗内踝处时要注意勿刺破大隐静脉。胫骨下端的外侧面有一切迹，称为腓切迹，与腓骨相接。

腓切迹前后缘隆起，前方隆起称为胫骨前结节，后方隆起称为胫骨后结节。腓切迹的后面粗糙，有浅、深两沟。外侧为浅沟，有踇长屈肌腱通过；内侧沟较深，称为踝沟，有胫骨后肌与趾长屈肌腱通过。胫骨下端关节面自前向后凹成弧形，后缘骨突形成一个骨性突起，称为后踝，有些学者称其为"第三踝"。胫骨下端的前缘形成的骨突，有少数学者称其为前踝，是构成踝穴的前侧部分。

胫骨下端关节面的骨嵴，与距骨滑车上关节面中间的凹陷部分构成关节。若距骨发生侧向移位，距骨滑车上关节面中间的凹陷部分不能与胫骨下关节面的骨嵴相对应，则两骨之间有效接触面积必然减少，日久将导致踝关节损伤性关节炎的发生。

胫骨下端的冠状面与胫骨上端的冠状面不在同一平面上。国外有学者通过测量发现，胫骨下端向外扭转 $0° \sim 40°$，使得踝关节的矢状面与人体冠状面所成的角度为 $120°$。胫骨下端的骨化中心一般出现在 $1 \sim 2$ 岁，男性 $16 \sim 19$ 岁、女性 $15 \sim 18$ 岁时此处骨骺和骨干愈合。儿童内踝处常有一附加骨化中心，临床时易将此骨化中心误认为骨折，需特别注意鉴别。胫骨下端骨骺未愈合前，骺板不整齐，X 线表现为波浪形。踝关节周围大部分韧带均附着于骨骺上，这常是骨骺分离的原因之一。临床上，骨骺分离多发生于 $9 \sim 14$ 岁，且多合并有骨干边缘的骨折。通常骨骺分离发生于骺板的骨干侧，合并的骨干骨折块常影响骨骺分离的复位。

### （二）腓骨下端

虽然腓骨的重要性不如胫骨，但其下端向下凸出的部分，即外踝，是构成踝关节不可缺少的部分，其外形呈锥形，约低于内踝 1 cm。腓骨下端在临床上是容易发生撕脱性骨折的常见部位，也对踝关节的稳定性起着辅助的加固作用。腓骨下端内侧面的前上部有微凹的关节面，称为踝关节面，与距骨相关节。其关节面多数呈梨形或三角形，少数呈菱形，外踝关节面的后下方为外踝窝，为胫腓后韧带及距腓后韧带的附着部。外踝的前面较粗糙，有距腓前韧带、外踝前韧带及跟腓韧带附着。腓骨体有许多肌肉附着，上 1/3 有比目鱼肌附着，下 2/3 有踇长屈肌、腓骨长肌和胫后肌包绕，而下 1/3 因接近于体表，所以很少有肌肉附着。这样上中 1/3 交界处及中下 1/3 交界处，均为两组肌肉附着区的临界区，承受的张力较大，在外力的作用及肌肉强力收缩下，腓骨容易在这两处骨折。这也是踝关节在遭受扭转暴力损伤时，多合并腓骨中下 1/3 及中上 1/3 交界处骨折的原因。

腓骨下端开始骨化和骨干愈合的年龄与胫骨大致相同，但腓骨下端骨骺的发生较胫骨早，愈合则较胫骨晚。

由于腓骨下端参与踝关节的组成，构成踝穴的外侧壁，其本身的轴线与腓骨干纵轴之间相交成向外的 $10° \sim 15°$ 角，另外腓骨可以传导 1/6 体重，所以近年来人们认为，凡涉及外踝部位的腓骨骨折，外踝处均应正确对位，防止发生侧方、前后、旋转或重叠移位，并固定，才能保持踝穴的稳定。即使在切取腓骨做游离移植或植骨时，也需保留下段腓骨 8 cm 以上，并与胫骨做融合固定，以保持踝关节的稳定。

### （三）距骨

距骨位于胫骨、腓骨下端与跟骨之间的踝穴内，分为距骨头、距骨颈、距骨体 3 个部分，距骨体的上部称为滑车,与胫骨下端构成踝关节。内侧的半月形关节面与内踝相关节,外侧的三角形关节面与外踝构成关节。下方的 3 个关节面分别与跟骨上相应关节面形成距下关节,前方与舟骨相关节。距骨 75% 的表面为软骨覆盖,无肌肉附着,仅有小部分覆盖以骨膜,借以维持血供,其血供较差,故临床距骨骨折时不易愈合,易形成骨坏死。

距骨头位于距骨前部,斜向前内下方,远端凸向前,其关节面呈长卵圆形,为舟关节面,与足舟骨相关节。底面有前跟关节面和中跟关节面,分别与跟骨的相应关节面相关节。

距骨颈是介于距骨头与距骨体之间的缩窄部分,上面粗糙,为距舟韧带所附着。距骨颈的下面有一深沟,称为距骨沟,此沟与跟骨沟之间形成跗骨窦和跗骨管,有距跟骨间韧带和血管通过。

距骨体呈不规则立方体,两边突出呈鞍形,前宽后窄。其上、下、内、外 4 个关节面均与邻近骨相关节。距骨体的前面连接距骨颈,后面为上面向后的延续。上方覆以滑车关节面,前宽后窄,与胫骨下关节面相关节。上面自前向后隆起,上关节面中央前后方向凹陷,形成滑车沟,与胫骨关节面中央隆起的嵴形成关节。距骨体的外侧面向上与上关节面相接,其下方向外凸出形成距骨外侧突,有距跟外侧韧带附着。外侧结节如果未和距骨体融合即成为游离的三角骨。内侧面的上半部是半月形的内踝关节面,其前部较深,与内踝相关节。下半部粗糙,为内侧韧带的深层纤维附着,此处有较大的滋养孔。

距骨体的后端较小,有一粗糙的向后突起成为距骨后突。距骨后突被一斜行的沟分为两个结节,斜沟内有拇长屈肌腱通过,该肌腱向远侧延伸,直至载距突下面的沟中。外侧结节通常较大,内侧结节不太隆突,正好位于载距突的后面。距骨后突的内侧部有时与跟骨载距突形成骨桥,或以纤维软骨相连。距骨体长轴弯向远侧并向外倾斜,与正中面构成 45° 角。外侧结节是距腓后韧带的附着处,其足底缘为距跟后韧带的附着处。内侧结节是内侧韧带浅层、胫距后韧带的附着点。内侧结节的下面附着有距跟内侧韧带。体的下面自前向后的深沟称为距骨沟,与跟骨的跟骨沟合成跗骨窦,有距跟骨间韧带和颈韧带附着,并有血管通过。有人将跗骨窦前部的扩大部分称为跗骨窦,后部狭细的部分称为跗骨管。距骨沟的外侧有大的后跟关节面,与跟骨相关节。

经过距骨体的轴线与经过距骨头的轴线不在一条直线上,两者相交成 20° 夹角。距骨滑车是由距骨体的上关节面、内踝关节面和外踝关节面共同组成的。当足在中立位或背伸位时,距骨的宽部进入踝穴,与胫腓骨下端的关节面正好形成嵌合,此时踝关节最稳定。但当足处于跖屈位时(如下楼时),距骨体的宽部滑出关节之外,而较窄的后部进入踝关节,此时踝关节不再稳定,所以在此位置时踝关节最容易受到损伤。距骨头呈圆隆的半球体,与足舟骨构成关节,距骨体与距骨颈相交成 160° 的夹角,儿童时稍小为 150°。两侧的距骨无肌肉附着,而主要负担体重的传导,所以距骨滑车关节面向下的骨小梁向前后呈放射状。

## 二、踝部关节及其韧带

### (一)踝部关节

1. 踝关节

踝关节又称距小腿关节,由 6 个关节面组成,分别是胫骨下关节面、内踝关节面、腓骨外踝关节面、胫骨滑车上关节面和内、外侧关节面，并且各个关节面均有透明软骨覆盖。踝关节担负着承载人体全身重量的重任，属于屈戌关节，主要运动为背伸和跖屈。位于距骨体上面的关节面从前向后有一定的凹度，而胫骨下端关节面有一个相应的凸度，从而使两者构成了相互吻合的关节。正是这样的凹凸关系保证了踝关节的活动局限于屈伸的范围内。踝关节内踝的位置较外踝高，外踝把距骨体的外侧遮盖，内侧至少有 1.5 cm 以上的区域未被遮盖。距骨体外侧有 2/3 是关节面，内侧只有 1/3 是关节面。经过内外踝的韧带、肌腱均在其前后通过，这样的解剖特点有利于踝关节的前后运动。让足背伸的小腿前侧肌群有使足跟着地的趋势，两者相互协调共同维持踝关节的运动平衡。由于踝关节周围的肌腱中，除跟腱外，其止点均位于中跗关节之前，因此当肌肉收缩时，胫骨下端有前脱位的倾向。尤其是站立时身体的重量使这种倾向更为明显，这正是后踝骨折多于前踝骨折的原因之一。

2. 下胫腓关节

下胫腓关节由胫骨下端的腓切迹与腓骨下端的内侧面组成。腓切迹位于胫骨下端外侧略靠后，切迹面向后成约 30°。腓切迹的深度与下胫腓关节的稳定有直接关系，深度越深该关节越稳定。下胫腓关节内部没有关节软骨，两者靠下胫腓韧带连接，该韧带非常有力，又分为 4 个韧带，分别是下胫腓前韧带、骨间韧带、下胫腓后韧带和下胫腓横韧带。下胫腓关节偶尔有一关节腔，其滑膜多为踝关节内滑膜向上的延伸部。

下胫腓关节是一个微动的弹性关节，生理状态时可随踝关节的运动而出现相应运动，运动模式是旋转和平移的复合运动，发生于 $x$、$y$、$z$ 轴 3 个方向，这使踝关节既保持紧固又有一定的弹性和适应性，从而使踝关节更加稳定。下胫腓关节还具有调节腓骨负重的作用，10% ~ 17% 的体重可通过下胫腓关节传至腓骨，并通过腓骨与胫骨的相对运动和位置关系调节腓骨的负荷比例，维持踝关节的力学稳定。

## （二）踝关节的关节囊、韧带

1. 关节囊

踝关节的关节囊前侧由胫骨下端前缘至距骨颈，后侧由胫骨下端后缘至距骨后结节。关节囊前后松弛柔软，前侧的韧带只有少量纤维，后侧关节囊韧带最薄弱，仅有少量纤维连接于胫骨后面、下胫腓后韧带及距骨后面。关节裂左右两侧坚实紧张，附于关节软骨的周围，内侧与内侧韧带纤维相连，并得到加强，外侧由距腓前韧带、距腓后韧带加固。虽然跟腓韧带位于关节囊之外，如同膝关节的侧副韧带一样，但可使踝关节囊更加坚强。其后部也有少量纤维，起自内、外踝后缘并向中央集合，再向下止于距骨后突的后内侧结节，填充于胫距后韧带及腓距后韧带的间隙内，在下面与前面附于距骨头之后，使距骨颈位于关节囊内。

在整复踝关节骨折脱位或固定踝关节周围骨折时，应注意将关节置于前后中立位（0°），以避免关节囊挛缩而产生踝关节活动受限。后侧关节僵硬挛缩，恢复起来相当困难，容易产生跖屈畸形。

2. 韧带

踝关节的韧带非常丰富，主要有以下几组：

（1）第一组为前、后侧韧带

即关节囊的前、后部，较薄弱，这样便于踝关节前后的屈伸运动。

（2）第二组为内侧韧带

踝关节内侧主要为内踝韧带，又称内侧韧带，位于胫后肌腱的深面，由深、浅两部分组成。内侧韧带的浅层纤维呈三角形，近端起于内踝之前丘部，远端止于足舟骨、弹簧韧带、载距突的上部，小部分止于距骨；内侧韧带的深层主要起于内踝之后丘部及前后丘部间沟，呈尖朝上底朝下的扇形分布，止于距骨滑车的内侧缘，由后部的内侧结节至距骨颈，并有少量纤维达足舟骨粗隆。内侧韧带被胫后肌穿过，并为胫骨后肌及趾长屈肌所加强。该韧带根据附着点的不同共分为4束，分别是胫跟韧带、胫舟韧带、胫距前韧带及胫距后韧带。

①胫跟韧带是内侧韧带的浅层部分，与胫距韧带相融合。此韧带肥厚而强韧，起于内踝尖向下止于距骨颈，并向下附着于载距突、足舟骨及跟舟跖短韧带。此韧带甚为坚强，其下部止点很少会发生撕脱，它从内侧加强踝关节，受到向外的暴力时，其前部、内踝附着点处可发生撕裂。

②胫舟韧带是内侧韧带的浅层纤维，起于内踝前面，斜向前下方，止于足舟骨粗隆与跟舟足底韧带的内侧缘。

③胫距前韧带是内侧韧带的前部纤维，位于胫舟部的内侧，起于内踝前面的骨端，向前下走行，止于距骨颈后部与胫跟韧带融合。

④胫距后韧带此韧带较短，略斜向后方，与外侧的距腓后韧带相对应。起于内踝后丘部及内踝内面的窝，止于距骨的内侧面及后面的内侧结节，靠近踝关节的运动轴，正常运动时维持紧张状态。

内侧韧带除了前部的纤维限制足的跖屈外，主要是限制足的背伸及过度的外翻。由于其解剖学的特点，内侧韧带还限制了距骨向外侧移位，当内侧韧带完整时，距骨向外移位不超过2 mm。内侧韧带十分坚固，并与踝关节囊紧密相连，当踝关节受到外翻、外旋暴力时，常发生内踝骨折，而很少发生内侧韧带的断裂，但其前部纤维可出现撕裂。当内侧韧带完全断裂时，X线显示踝关节处于外翻位，因为此时距骨向外旋转，距骨上关节面与胫骨下关节面之间呈向内开放的角度。

（3）第三组为外侧副韧带

踝关节的外侧韧带又称腓侧副韧带，不如内侧的内侧韧带韧性强，该韧带可分为前、中、后3束，即距腓前韧带、距腓后韧带、跟腓韧带，分别起自外踝的前、后及尖部，止于距骨和跟骨。

①距腓前韧带该韧带甚为薄弱，几乎呈水平方向，起自外踝前缘，向前内方止于距骨颈的外侧面，近跗骨窦处，紧贴外踝关节面的前方。其主要作用是在踝关节跖屈位时，限制踝关节的内旋及跖屈，而在踝关节中立位时，有对抗距骨向前移位的作用。当该韧带完全断裂时，踝关节前抽屉试验可出现阳性。

②距腓后韧带为踝关节外侧3束韧带中韧性最好的韧带，起自外踝内侧面的外踝窝，呈三角形水平向后，经距骨后面，止于距骨后突外侧结节，并与姆长屈肌腱相融合。该韧带有限制踝关节过度背伸的作用，可阻止踝关节内收、内翻。正常情况下，由于距腓后韧带在外踝上的附着点十分坚强，以致距骨与外踝很难分离，因而胫骨和腓骨能连成一个单位。而当此韧带完全断裂时，可使距骨与腓骨分离而无骨折，其间距可达3 cm，并伴有距骨向前运动。

但临床上该韧带单独损伤较少见。

③跟腓韧带为一强韧的圆形纤维束，位于腓骨长、短肌的深面。该韧带起自外踝尖前凹陷处，斜向后下，止于跟骨外侧面的一个小隆起处，其形状类似于膝关节的腓侧副韧带。该韧带为一强韧的圆形纤维索，长约 1.2 cm，宽约 0.5 cm。跟腓韧带位于踝关节运动轴线之后，越过踝关节及跟距关节，有限制距骨倾斜及内收的作用。由于解剖关系，仅在背伸时紧张，在跖屈时则松弛。当踝关节处于中立位时其有限制足内翻的作用。当该韧带完全断裂而被动足内翻时，距骨在踝穴内发生倾斜，可引起关节脱位，因此临床上一旦该韧带发生断裂损伤，应及时修补，以免影响踝关节的稳定。

在腓侧副韧带中，跟腓韧带最易发生断裂。当踝关节受到内翻暴力时，跟腓韧带最先断裂，踝关节外侧关节囊也可部分或全部撕裂，若暴力继续则可使下胫腓关节出现分离倾向。临床上距腓前韧带单独损伤则较少见，跟腓韧带与下胫腓前韧带的损伤多同时存在，即跟腓韧带损伤的同时，多伴有距腓前韧带损伤。这种情况可引起踝关节的不稳、习惯性扭伤等。当踝关节脱位、内翻骨折或踝关节内侧发生挤压骨折时，腓侧副韧带可发生断裂。

（4）第四组为下胫腓韧带

下胫腓联合韧带紧连胫腓骨下端，加深由胫腓骨下端所形成的关节窝，是维持下胫腓关节乃至踝关节稳定的重要韧带。该韧带十分强韧，由以下 4 个部分组成，分别是下胫腓前韧带、下胫腓后韧带、骨间韧带和下胫腓横韧带。

①下胫腓前韧带是一坚韧的三角形韧带，上起于胫骨下端的边缘。向外下附着于外踝的前面及附近的粗糙骨面上，止于胫骨及腓骨的前结节。其纤维与胫骨骨膜相融合并向上至胫骨前面约 2.5 cm 处。②下胫腓后韧带与下胫腓前韧带位置相当，是一条强韧的纤维束，其中含有弹性纤维，其纤维斜行，有加深距骨窝的作用。下胫腓后韧带的深部由胫骨下关节面的后缘延伸至外踝内侧后部，与内、外踝的关节面合成一腔，以容纳距骨，形成与距骨相接触最深部的韧带。③骨间韧带为小腿骨间膜的延续，最为强韧，由胫骨向腓骨斜行，其方向由内上向外下。其作用是使胫腓骨下端紧紧连在一起，以加强腓骨的稳定性，防止距骨脱位。④下胫腓横韧带是横行于胫骨后面的下缘与外踝内侧面的胫腓骨滑膜延长部，其作用主要是防止胫腓骨在距骨面上的向前脱位。

下胫腓关节及连接该关节的下胫腓联合韧带是维持踝穴完整、保持踝关节稳定的重要因素之一。下胫腓联合韧带除了加固下胫腓关节的稳定外，还能够防止胫腓骨前脱位及距骨的向外侧移位，临床上踝关节骨折时，常合并有下胫腓联合韧带的损伤，因此在处理骨折的同时，还要兼顾下胫腓韧带的处理，防止出现下胫腓关节分离。

能引起下胫腓关节的分离的因素有外旋与外翻暴力，尤以外旋暴力最为重要。当踝关节受到外旋暴力时，下胫腓前韧带首先变得紧张，若暴力继续，下胫腓前韧带所受的牵引力也逐步加大，从而引起韧带撕裂。有时会伴有胫腓骨结节的撕脱性骨折。

## 三、踝关节的运动

### （一）踝关节的运动

踝关节属于屈戌关节，其运动轴在横贯距骨体的横轴上。踝关节可以围绕其运动轴做背伸和跖屈运动，这是由距骨体滑车关节面的形状所决定的。要描述踝关节的运动范围，要首先了解踝关节的中立位。踝关节的中立位（0°）足的外缘长轴与小腿的纵轴垂直。一般正常人群踝关节可背伸25°～30°，跖屈40°～60°，最大运动范围可在60°～90°。平地步行时踝关节背伸10°左右，跖屈15°～20°，活动范围共30°。跖屈时还可有轻微的旋转、内收、外展与侧方运动。踝关节的运动范围测定以X线下的测量最为准确，与年龄的差异无关，虽然外表上看踝关节的跖屈的范围很大，但其中相当大的一部分是由于距下关节及跗横关节运动增大所致。这是由踝关节的解剖特点所决定的。

1. 背伸

当足底垂直于小腿时为踝关节的中立位。在中立位上做使足背接近小腿的运动为踝关节的背伸。通过踝横轴使足背伸的肌肉主要是来自小腿的前部肌肉，如胫骨前肌、姆长伸肌、趾长伸肌及第3腓骨肌。其中胫骨前肌和姆长伸肌除了使足发生背伸外，还可以使足内收和旋后。趾长伸肌及第3腓骨肌除了使足背伸外，还可使足外展和旋前。

当踝关节背伸时，关节囊及跟腓韧带紧张，距骨上关节面的前部较宽，此时正好嵌于踝穴之内，并使踝穴紧张。踝间距离增大，最大可达1.5 cm。此时外踝则靠下胫腓韧带的弹性压力紧压距骨，可防止其在水平面上的旋转运动。继续背伸时距骨后突向下移动，短的胫距韧带牵拉距骨内面朝向内踝，所以在足背伸到一定程度后总会出现足的外翻。过度背伸时，胫骨下关节面的前缘支撑于距骨颈上，距骨隆凸的后部与胫骨不相接触而位于关节外，此时足舟骨则稍微向足背突出。

2. 跖屈

在中立位上，足沿横轴下降，做使足远离小腿的运动为踝关节的跖屈。通过踝横轴使足发生跖屈的肌肉主要来自小腿后部的肌肉，及腓肠肌和比目鱼肌，其次还有胫骨后肌、姆长屈肌、趾长屈肌及腓骨长短肌，最后靠跟腱的力量完成跖屈。由于跖屈的力线接近踝关节的轴线，作用力量较强。正常人群跖屈时，距骨体较宽的部分滑出踝穴，其较窄的部分进入关节内，与胫腓骨下关节面及内、外踝关节面相接，腓骨下降、内旋并向前移动，踝穴变窄。此时距骨与内、外踝关节面接触。下胫腓联合韧带松弛，踝关节变得不稳定。此位置下距骨可在踝穴中自由活动，距骨在后面可以向侧方旋转，并可稍在水平面上转动，足跟可做内、外翻活动，所以跖屈位时踝关节易发生韧带损伤，骨折则少见。当足强力跖屈时，距骨滑车可突出于足背，形成一围绕踝关节水平轴的突向下方的弧形。

## （二）下胫腓关节的运动

下胫腓关节虽然是一微动关节，但随着踝关节的活动，其可做一定的运动，其活动度视胫腓关节的外形、腓切迹的深浅及腓骨的弹性而定。可有以下几个方向的活动。

1. 前后运动

下胫腓关节的前后活动范围可有个体差异，也与其解剖特点有关，一般前后方向可各有0.5～2 mm的活动度。由于前后运动受骨间韧带和外踝前韧带的制约，因此有时感觉不明显，仅靠触摸才能感觉出。此运动可吸收前后方向的较小的震荡。

2. 侧方运动

侧方运动的范围也因人而异，最大者可达到 2 mm，最小者仅有极轻微的活动。这种运动有利于踝关节与距骨的不同宽度相适应。

3. 上下运动

因胫腓关节大多有一定的斜度，沿骨长轴方向的压力引起的震荡可被吸收，胫腓骨间韧带的方向一般由上内向下外，可允许腓骨向上或向下轻微活动，此时腓骨头可在胫骨的腓骨切迹关节面上有轻微的上下活动，但如果骨间韧带的方向相反，则这种运动将大大受限制。

4. 旋转运动

常与侧方运动同时发生。胫腓横韧带的作用在于当踝关节运动时，使胫骨下关节面的后部紧贴距骨，防止胫腓骨沿距骨上面向前脱位。任何使腓骨内旋的倾向将首先使横韧带紧张，随后下胫腓后韧带紧张，以限制内旋发生。由于外踝在内踝的后方，向下的压力首先落于腓骨的前缘，因此腓骨较易发生外旋。外旋时下胫腓韧带的前侧开放，使下胫腓关节有轻微的旋转活动，下胫腓前韧带有限制该活动的作用。在尸体上切断下胫腓后韧带，下胫腓关节活动增加不明显，而切断下胫腓前韧带，胫腓骨下端可分离 4 mm。

# 第二章　足踝部影像与临床评价

## 第一节　足踝部影像

### 一、足踝部疾病影像诊断的优选原则

#### （一）X线检查的优选原则

X线检查方法包括普通检查、特殊检查和造影检查，一个合格的临床医生应了解各种检查方法的适应证、禁忌证和优缺点，根据临床初步诊断，选择恰当的检查方案。一般应按"因时因地制宜，先简单后复杂，求准确不滥用"的原则，如果普通检查能达到诊断目的，应先采用普通检查，若普通检查发现病变但不能明确诊断时再考虑后续补充检查，如特殊检查和造影检查。有时还需结合其他影像学检查方法，相互验证补充。对于可能产生严重不良反应和有一定危险的检查方法，选择时更应严格掌握适应证，不可视作常规检查加以滥用，以免给患者带来痛苦和损失。

1. 踝部X线检查的适应证

扁平足、骨创伤、骨肿瘤骨病、骨坏死、骨感染等骨骼疾病。X线摄片不仅可以清晰地显示出骨关节结构而且可以明确对其损伤部位、范围、性质、程度和周围软组织的关系，并对对治疗提供较可靠的参考。如临床上常用双侧对比的方法来诊断患侧踝关节的稳定性、评价踝韧带损伤等。

2. 足部X线检查的适应证

骨创伤、骨肿瘤骨病、骨坏死、骨感染等骨骼疾病。目前，X线摄片仍是一种较廉价且有效的方法，因为成为诊断和评价足踝部疾病首选的影像学检查手段。

#### （二）CT检查的优选原则

计算机断层扫描术（CT技术）是真正意义的数字断层图像，不同的灰度反映了组织对X射线的衰减或称吸收程度，X线的衰减与人体组织密度相关，因此CT图像显示的是人体某个断层的组织密度分布图。其图像清晰，密度分辨力明显高于普通X线照片，能分辨出普通X线无法分辨的密度差异较小的组织，而且无周围解剖结构重叠的干扰，从而发现较小的病灶，提高了病变的检出率和结诊断的准确率，同时也扩大了X线的诊断范围。三维CT后处理技术还能多方位显示骨关节构的空间关系，方便临床医生制订治疗方案。

1. 踝部CT检查的适应证

主要用于比较复杂的骨折和X线片难以清楚显示的骨折。

2. 足部CT检查的适应证

跗骨骨折、足部畸形，特别足马蹄内翻足畸形和平足畸形。CT三维重建可更直观地显示

各足骨的形态及其空间关系。利用 CT 三维重建的旋转和切割技术，可从最佳位置和角度评价马蹄足的内翻程度，观察各骨之间的空间位置关系。

### （三）MRI 检查的优选原则

磁共振成像（MRI）图像的构成和对比的基础是组织内部的 $T_1$、$T_2$ 弛豫时间和质子密度的不同，并以不同灰阶的形式显示为黑白图像。目前常规是采用加权的方法来分别显示这几种因素，即对同时出现的两个或两个以上的因素通过技术处理加强其中某一因素的表达而同时削弱另一因素的表达。在 MRI 中，最常采用的是 $T_1$ 加权和 $T_2$ 加权两种方法。另外，介于两者之间的是质子密度加权，质子密度加权像上表示的是质子密度因素。水分子的弥散也是一个图像对比构成的因素，在特殊的弥散加权成像序列中，水分子的弥散可形成特殊的弥散加权像（DWI）。各种不同加权因素的图像对比构成，是临床诊断中判断正常或异常的基础。$T_1$ 加权像反映的是组织间 $T_1$ 弛豫的差异有利于观察解剖结构。$T_2$ 加权像主要反映组织间 $T_2$ 弛豫的差别，对显示病变组织较好。

如何获取各种加权因素的 MRI 图像是由 MRI 成像序列决定的，如在 SE 序列中，通过调整重复时间（TR）和回波时间（TE），可获得不同加权的图像。短 TR、短 TE 可获得 $T_1$ 加权像，长 TR、长 TE 可获得 $T_2$ 加权像，长 TR、短 TE 可获得质子加权像。

1. 踝部 MRI 检查的适应证

踝关节韧带损伤、跟腱损伤、胫后肌腱损伤以及踝部其他软组织疾病，包括创伤、感染、畸形、肿瘤等疾病，特别是对肌腱和韧带疾病具有很高价值。

2. 足部 MRI 检查的适应证

跗骨窦综合征、跖腱膜炎、跗管综合征、剥脱性骨软骨炎、骨坏死等疾病。

## 二、足踝部 X 线检查

### （一）足踝部正常 X 线表现

1. 踝关节前后位 X 线片

即踝关节的正位。在正位上踝关节的影像呈倒 U 型，胫骨和距骨之间的间隙很清晰，宽 3 ～ 5 mm，正常时两侧相等，胫骨远端的轻度隆起关节面与距骨滑车上面凹槽吻合。腓骨的一部分重叠在胫骨上，腓骨和距骨之间的间隙不是很清晰，但在腿部向内侧轻度旋转的 X 线片上可以显示。每块骨的关节皮质形成一条连续的白线，而规则的骨小梁一直伸至皮质白线下，关节皮质在形成内踝后与骨干皮质相延续。

2. 踝关节侧位 X 线片

侧位上可见踝关节间隙呈光滑的穹窿样，胫骨关节面为凹面，其前唇短，稍前突，后端则向后突出。胫骨后踝外形圆钝，比内踝浅很多。腓骨部分重叠在胫骨和距骨上，内踝稍偏前也重叠在距骨上，外踝位置偏后，比内踝低约 1 cm。跟骨的重力线小梁显示特征性形态，有一条 3 ～ 5 mm 宽的致密骨带形成跟骨的后部，其后缘稍不规则。跟腱下部向上伸展，其前面为三角形的透亮区，该阴影的下面以跟骨上缘为界，前面以胫腓骨为界。距下关节的后 1/3 界限分明，而前 1/3 只有当足轻度内翻时才可清晰显示。

3. 跟骨轴位 X 线片

常规 X 线片上若不能观察足踝部的全貌，即可加摄该部位的轴位片。

4. 足的正位 X 线片

在足的正位片上可清晰显示除跟骨与距骨后部以外各跗骨的轮廓，但内侧楔骨会因中间楔骨和骰骨的重叠而轮廓不清。

5. 足的侧位

足弓测量常采用侧位投照足骨片。

6. 功能位摄片 X 线片

踝关节在各种功能位置上 X 线的解剖变化很细微。这种变化对于了解踝关节的创伤机制，确定关节有无损伤和损伤的程度、范围比较重要。

（1）踝关节活动时关节倾斜度的变化

两足并拢，垂直站立时，两踝关节间隙均保持在水平位置。最大限度跖屈时，胫骨远端关节面则微向内下方倾斜，最大限度背伸时又微向外下方倾斜。

（2）踝关节被动活动时关节间隙的变化

在正常情况下，用力使足内翻、外翻、外旋、关节间隙均可失去正常的平行性，这是由于正常关节韧带的相对松弛和弹性所产生的生理现象。踝关节外侧韧带相对松弛，内翻位外侧间隙比内侧增宽可达 2 mm。内侧韧带相对坚强，外翻位比中立位增宽约 2 mm。超过这个限度应考虑韧带撕裂伤。

（3）踝关节屈伸活动时 X 线变化

踝关节屈伸时腓骨发生旋转，最大跖屈正位片显示外踝与距骨重叠；最大背伸位时，外踝与距骨不重叠，外侧间隙显示很清晰。在侧位片上距骨滑车面比胫骨远端关节面长很多，胫骨在距骨滑车面上有较大的滑动，前后滑动 2 cm 左右，最大跖屈时胫骨关节面居于距骨滑车面的后半部，后踝与距骨后突相遇。最大背伸位时，胫骨关节面居于距骨滑车的前半部，胫骨前唇与距骨颈相碰撞。背伸和跖屈时，关节软组织也有明显的变化。踝关节中立位时，关节囊外脂肪层最厚。背伸位时呈细长的透亮线，跖屈位时后关节囊脂肪层变薄。

## （二）足踝部异常 X 线表现

1. 足踝部骨折

踝关节骨折是最常见的关节内骨折可累及一踝、双踝、三踝（胫骨后缘）。骨折线呈横行、斜行或螺旋形。骨折断裂不整齐的断面，X 线平片上呈不规则的透明线，称为骨折线。于骨皮质显示清晰整齐，于骨松质则表现为骨小梁中断、扭曲、错位。

2. 足踝部创伤性关节脱位

创伤性关节脱位是指暴力造成关节骨骼的脱离、错位。关节脱位多为外伤性，也有先天性或病理性。任何关节疾病造成关节破坏后都可能发生关节脱位。

3. 踝关节结核

骨骺和干骺端是结核在长骨中的好发部位。干骺端结核病灶内干酪样坏死物可形成脓肿。X 线平片在骨松质中可见一局限性类圆形、边缘较清楚的骨质破坏区，邻近无明显骨质增生现象。骨膜反应少见，即使有也较轻微。在骨质破坏区有时可见碎屑状死骨，密度不高，边缘模糊，称为"泥沙状"死骨。病变早期，患骨即可见骨质疏松现象。病变发展易破坏骨骺而侵入关节，形成关节结核。干骺端结核很少向骨干发展，但病灶可破坏骨皮质和骨膜，穿破软组织而形成瘘管，并引起继发感染，此时则可出现骨质增生和骨膜增生。

4. 足踝部退行性骨关节病

常发生于跟骨、第1跖趾关节、距舟关节、踝关节等部位。表现为骨或关节边缘性骨刺形成以及关节面的增生硬化。跟骨退行性病变常为双侧性，X线表现为跟骨骨刺，在跟骨后下方相当于跖腱膜附着处，局部骨质增生，致密增白，边缘骨刺凸出指向足跟。

5. 类风湿性关节炎的足踝部X线表现

类风湿性关节炎在足踝部的好发部位主要为跖趾骨、跟骨距骨和第5跖骨基底部。受累关节早期主要以肿胀和骨质疏松为主，因病变后局部疼痛而废用，导致早期即可见骨质疏松改变。以跖骨远端、趾骨尖端、跟骨、舟骨结节、距骨头和第5跖骨基底部最为明显，严重时出现斑点状透光区及虫蚀样改变。关节软骨破坏后则关节间隙狭窄，关节面粗糙不平，关节面下及骨端内出现小囊状骨质破坏区，多见于远节趾骨基底部及趾骨头的内侧缘，关节间隙变窄甚至消失，关节面骨质破坏。跟骨病变的X线表现则主要在跟腱下方的三角形透亮区变小或消失，此后骨质内逐渐出现小囊状破坏区，呈虫蚀样，无硬化边缘，病变局部骨皮质外亦可见不规则增生改变，甚至形成羽毛状小骨刺，但和光滑、密度均匀的退行性跟骨骨刺是不相同的。此外，有时可见跟腱、跖腱膜和跟舟韧带处钙化。

类风湿性骨关节炎在踝关节的X线表现早期即有关节积液及软组织肿胀，以后逐渐发生骨质疏松、关节狭窄、关节面骨破坏等改变，后期则因关节骨端的骨质破坏而致关节畸形的改变。

## 三、足踝部CT检查

CT显像原理不同于一般X线照相，其具有灵敏度高、无须注入造影、无创无痛等优点。此外CT具有较高的软组织对比分辨率，具有二维和三维影像重建功能。近年来已在足踝部得到广泛应用，尤其是对骨关节、软组织病变等，不失为一种常用且有效的诊断方法。

### （一）足踝部正常CT表现

CT扫描速度快，螺旋CT能在短时间完成整个扫描过程，可大大减少扫描过程中患者因呼吸或疼痛等原因引起的移动伪影。与平片相比，其分辨率高，可更为清晰地显示关节内骨折片、骨的细微钙化和骨化，可较好地评价距骨穹窿部骨损伤、软骨炎造成的缺损以及评价融合效果。

CT骨窗能很好地显示关节各组成骨的骨性关节面，表现为菲薄线样致密影，骨性关节面下为骨松质，能清晰显示骨小梁呈细线状相互交织呈网格状改变。关节软骨较薄且呈中等密度，CT显示不佳。CT软组织窗可见关节囊、周围肌肉和囊内外韧带，这些结构均呈中等密度影，在低密度脂肪的衬托下可显影。正常关节腔内的少量液体在CT上难以辨认。

### （二）足踝部异常CT表现

1. 跗骨骨折

跗骨及其关节在X线片上的显示效果常因为重叠而受到影响，CT却可以根据不同的检查部位，选择不同的参数，选择合适的扫描方位，并在容积扫描的基础上进行多轴重建和三维重建，可清晰地显示足跗骨之间的解剖关系，其分辨率高、无重叠，所以在跗骨骨折中应用较多，特别是当评价跟骨骨折时，可判断骨折的程度、范围，发现关节内游离骨片，明确撕脱性骨折片的来源，判断有无脱位，尤其在显示跟骨载距突骨折时是平片所不能比拟的。它还可确定跗骨特别是足舟骨和距骨是否存在压缩性骨折，显示平片上完全看不到的隐性骨折和很难看见骨折线的骨折，另外还能为评价骨折的愈合情况提供依据，这些都对临床治疗方案的制定具有重要的参考价值。

### 2. 踝关节骨折

CT 在踝部主要用于比较复杂的骨折和 X 线片难以清楚显示的骨折，特别是螺旋 CT 及三维重建技术，它们能够立体、直观地显示踝部各种骨折的特征。

胫骨前结节的撕脱性骨折即 Tillaux 骨折，在踝关节的正、侧位线片上很难被发现，而单纯 CT 平扫的图像又缺乏对骨折块大小及移位程度的全面显示，螺旋 CT 及三维重建图像则可清晰地显示骨折块的大小及移位程度。后踝骨折既可以表现为一完整的骨折块，又可呈粉碎性，而螺旋 CT 及三维重建技术可清晰显示后踝骨折的情况。临床上，CT 检查可使医生在三维立体空间对骨折有全面的认识，准确地显示内、外及后踝的骨折类型和移位情况，因此，CT 在踝关节骨折的诊治方面具有很大的优越性，能够指导医生制订出更好的治疗方法。

## 四、足踝部 MRI 检查

MRI 是 20 世纪 80 年代在医学诊断中应用的新技术，被誉为继 CT 后在临床放射学领域中的又一重大成就。MRI 具有很高的组织对比分辨率及无离子化辐射等，在显示足踝部软组织特点时具有比 CT 和超声更为优越的价值，可清晰地显示肌腱、韧带及其他软组织及骨组织等。它在足踝部软组织疾病的诊断中具有重要作用，包括创伤、感染、畸形、肿瘤以及其他疾病，如跗骨窦综合征、跗管综合征等，特别是对肌腱和韧带疾病具有很高的诊断价值。

### （一）足踝部正常 MRI 表现

MRI 的软组织分辨率高，能清楚显示关节的各种结构。

#### 1. 骨性关节面

骨性关节面较骨皮质薄，但结构类似，故在 $T_1$ 加权像与 $T_2$ 加权像上均呈清晰锐利的低信号。骨性关节面下的骨髓腔在 $T_1$ 加权像与 $T_2$ 加权像上均呈高信号，脂肪抑制像上呈低信号。

#### 2. 滑膜结构与关节腔

正常滑膜通常很薄，常规 MRI 上难以识别。增强扫描后，正常滑膜一般不强化或者仅有轻度强化。正常关节腔内存在少量滑液，在 $T_1$ 加权像呈薄层低信号影，在 $T_2$ 加权像上呈高信号，STIR 像呈明显的高信号影。

#### 3. 肌腱和韧带

正常肌腱和韧带在 MRI 所有序列上均表现为均匀一致、低信号影、边缘光整。肌腱连接骨与肌肉，韧带连接两骨，多呈不同宽度的条带状影，断面通常为圆形、椭圆形或扁平状。

肌腱或韧带与骨连接处会变得宽大以加大与骨的接触面，且信号可以变得不均匀。有些肌腱和韧带结构松散，内隔脂肪结构，表现为梳状改变，如前内侧韧带。

## （二）足踝部异常 MRI 表现

### 1. 足踝部韧带疾病的 MRI 检查

#### 1）足踝部正常 MRI 表现

踝关节的韧带由纤维组织构成，在 MRI 图像中韧带呈带状低信号，韧带内可有脂肪沉积，呈线样高信号影。与周围的脂肪组织相比，韧带显得界线十分清晰。它们与肌腱不同，在 MRI 上显像不一致，一般由纤维组织和夹杂于其间的脂肪组织构成，表现为条纹状，胫腓前和距腓后韧带内的条纹尤其明显。

踝关节外侧副韧带较内侧韧带薄弱，故外侧副韧带最易受伤，在所有韧带撕裂伤中约占85%。损伤机制通常为内翻损伤，且首先伤及最薄弱的距腓前韧带，其次为跟腓韧带，最后为距腓后韧带。距腓前韧带损伤时表现为外踝前下方肿胀、淤血和压痛。跟腓韧带损伤时表现为外踝尖部肿胀、瘀血和压痛，内翻时局部疼痛加剧。内侧韧带损伤时出现内踝前下方肿胀、压痛，被动外翻时疼痛加重。显示足踝部韧带的 MRI 摄影方法包括三维转换或在各种跖屈和背屈角度下摄影，通常使用的是轴位和冠状位摄影，可以很清楚地显示出踝关节的韧带，而矢状位摄影很少使用。

#### 2）足踝部异常 MRI 表现

韧带损伤的 MRI 表现包括韧带消失、韧带撕裂伤和韧带增生等。MRI 平扫可以清楚地显示踝关节的正常结构和踝关节任何韧带的急性损伤，明确韧带撕裂的部位和范围，以及是否存在关节腔内积液等。未受损的韧带在 MRI 所有序列上均呈低信号。韧带内可有脂肪沉积，呈线样高信号影。在急性期，$T_2$ 加权像中，韧带周围脂肪组织的正常信号被高信号物质替代，常提示水肿和出血。其他信号包括邻近骨组织挫伤、韧带附着点处撕脱性骨折和有关的肌腱撕裂。在慢性期，随着水肿和出血被吸收，常可见到韧带形态学的直接改变，包括韧带信号不均、减弱甚至消失，或者出现韧带增厚、变薄、伸长或呈波浪状轮廓等，在 $T_1$ 和 $T_2$ 加权像上，周围脂肪信号减弱通常提示有瘢痕或者滑膜增生。关节液渗出对分辨急性或慢性的外侧副韧带撕裂伤有很大帮助。由于每条韧带位置各异，故可以采用不同的扫描切面。跟腓韧带位于冠状位扫描显示最佳，而距腓前、后韧带的撕裂宜选用轴位扫描。韧带扭曲和部分撕裂产生韧带内水肿或出血以及临近关节内积液，韧带内裂隙表明完全撕裂。韧带增厚或呈波浪状轮廓提示陈旧性创伤或慢性损伤。

（1）三角韧带。三角韧带又称内侧韧带，由三组浅束（胫舟束、胫跟束和胫侧弹性束）和两组深束（胫距前、后束）构成。在常规轴位和冠状位序贯片上，其信号表现不均。横断面二维成像薄层扫描垂直摄影可观察韧带的各组成束。胫舟束由于走向倾斜，在常规冠状位片上不易分辨，但可以在倾斜冠状位摄影片上得以显示，在足完全跖屈时可清晰地显示出来。胫侧弹性束和胫距深束，可在足背屈摄影时比较清晰地显示出来。但由于内侧韧带的胫距深束在冠状位和轴位片上的信号不均匀，故胫距深束呈条纹状。胫跟束的全长通常可以在单张常规冠状位片上显示出来。由于胫跟束和胫侧弹性束相当近似，因此很难将它们区分开来。内侧韧带的其他组成成分的信号较一致，显现为低信号强度的条带。当内侧韧带撕裂或断裂时，用 MRI 检查可明确诊断。

（2）外侧副韧带。外侧副韧带主要包括距腓前韧带、距腓后韧带、跟腓韧带等。①

距腓前韧带：在常规轴向 MRI 上几乎都表现为一薄的模糊带，从外踝延伸到距骨颈，当足处于中立位或轻度跖屈位时，可显示该韧带的全长，但在冠状片上很少得到显示；②距腓后韧带：常规轴位片和冠状位片上可以清楚地显示该韧带，在轴位片上，它于距骨外侧结节附着处呈一扁状条纹；③跟腓韧带：因该韧带的跟骨附着点不恒定，它与腓骨长轴的成角就不相同，常规轴位和冠状位片上很难清楚地显示该韧带的全长，但是于跖屈位时的轴位片可清楚地显示。

2. 足踝部肌腱疾病的 MRI 检查

1）肌腱的 MRI 显示特点

MRI 的 $T_1$ 加权像在显示正常的肌腱解剖特点时最有用，$T_1$ 加权旋转回波图像除了能显示正常肌腱的特点外，还对诊断积液、水肿、出血、肌腱内或其周围瘢痕改变等具有重要作用。MRI 不同方向扫描的图像具有不同的作用。横断面摄影对肌腱显像最清楚，能显示肌腱横截面可用于检测其周长的改变和肌腱纵向劈裂等情况，矢状面摄影有时可为损伤的定位和范围提供相关信息，对显示跟腱病变具有一定价值，但对显示踝关节的肌腱没有太大用处；冠状面摄影的作用很小，故临床很少应用。

2）踝部肌腱的正常 MRI 表现

肌腱因含有较多的胶原蛋白，水分较少，所以它在所有 MRI 脉冲下的信号强度均非常低，图像上表现为黑色部分。在 $T_1$ 加权像中，肌腱为黑色部分，腱鞘和肌腱信号相同，周围的脂肪呈明亮的高信号，韧带在所有的脉冲显像中也表现出低信号图像，但由于软组织周围存在着大量的脂肪，因此很容易将它们与相邻的肌腱区分开来。

（1）踝关节前部。前群肌组及其肌腱可在轴位影像中得到清晰的显示。胫前肌腱位于最内侧，最厚，跛长伸肌和趾长伸肌位于其外侧。第三腓骨肌腱通常被看成一个低信号的小点，紧邻趾长屈肌腱。

（2）踝关节后部。在矢状面摄影中，跟腱全长的前后直径都相同，在横断面摄影中，跟腱前面呈凹面或平面，若该特征消失则提示存在疾病。由于在肌腱纤维间存在少量的脂肪组织，肌腱偶尔表现出轻微的线性，尤其是在跟骨附着点上方。跖肌腱在轴向摄影图像上显示为在跟腱前内侧的一个 2～3 mm 的黑点。

（3）踝关节内侧部。内侧肌群及其肌腱位于胫骨的后方。在轴向摄影图像中，胫骨后肌腱的直径是趾长屈肌肌腱的 2～3 倍。在矢状面影像中，内侧肌腱之间完全不同，可以清楚地区分开来，跛长屈肌肌腱在载距突下面呈曲线行径，可以清晰地分辨出来。

（4）踝关节外侧部。腓骨肌腱在踝关节后方、腓骨远端后侧的沟槽内。在轴位影像中，腓骨短肌腱位于腓骨长肌腱的前侧或者前内侧，为一个薄而淡的新月状影像，腓骨长肌腱则为圆而浓的影像。由于这两条肌腱之间仅有少量的脂肪组织，它们在凹槽里面不能被轻易地分辨开，跖屈位的影像可将这两条肌腱分辨开来。在轴向位影像中，腓骨短肌腱位于腓骨远端的内侧相对常见，注意不要将其误判为半脱位。

肌腱炎、腱鞘炎、肌腱撕裂、肌腱卡压等踝部肌腱常见疾病很容易在 MRI 上显示出来。由于腱鞘和肌腱信号相同，若有腱鞘积液存在，腱鞘则表现为围绕着明亮的液体信号的黑环。若膨胀的腱鞘内出现液体光环则提示慢性腱鞘炎。因此，MRI 可清楚地发现是否存在腱鞘积液。在 $T_1$ 和 $T_2$ 加权像中，肌腱周围出现一个低或者中间信号区，通常提示缩窄性腱鞘炎。肌腱炎表现为肌腱病灶内信号增强，这在 $T_1$ 加权像和质子密度图像中显现得最清楚。肌腱周径增加也相当常见。肌腱的部分断裂主要表现为肌腱内部信号的改变，而全部断裂表现为肌腱信号的中断。

3）足踝部肌腱疾病的 MRI 表现

踝关节肌腱的拉伤、退变和劳损相当常见。MRI 可以清楚地将其与骨损伤及其他软组织损伤区分开，还可以准确地确定肌腱损伤的类型、部位和程度。踝关节 MRI 最常用的是轴位或轴斜位成像。双踝关节对称扫描有助于发现细小的病变。

（1）跟腱损伤。跟腱是人体中最强大的肌腱，承受相当大的张力，其上宽下窄，但从跟骨结节上方 4 cm 处开始向下又逐渐增宽。跟腱上端起始于小腿中部，此处血运良好，向下止于跟骨结节后面中点，而在跟骨附着点上方 2～6 cm 处血运较差，因此，该处易发生完全撕裂。跟腱撕裂伤多发于职业运动员、中年人以及体质差的人群。

肌腱损伤包括跟腱部分或完全撕裂，急性和慢性腱周炎、肌腱炎等。临床上跟腱撕裂的漏诊率较大，且常发生于跟骨附着处近端 2～6 cm 处。由于肿胀使断裂的肌腱裂隙模糊不清，有时患者痛感较轻，但仍能保留微弱的跖屈功能，或者患者因疼痛而拒绝足部检查，故漏诊率较高。

MRI 能够精确地显示跟腱损伤的位置和程度。它在检查肌腱是否撕裂，是部分还是完全撕裂，撕裂的部位、程度、方向以及肌腱断端分离程度方面，具有很大的优势。跟腱完全撕裂伤的 MRI 表现在矢状位显示最佳，可见到肌腱内出现特征性的裂隙。若肌腱断端退缩可导致其近侧段呈开塞钻样改变，远侧段表现为起伏不平状。在撕裂的部位常可见脂肪或液体信号影。腱鞘周围组织的改变可在轴位上得以显示，而冠状面成像可显示跟腱的宽度和跟腱纤维的断裂情况。慢性跟腱炎或部分撕裂伤表现为弥漫或局部的梭形增厚，有时伴有腱内的中等强度的信号灶。

（2）胫后肌腱损伤。胫后肌的功能是使足跖屈和内翻，以及维持足纵弓的高度，而胫骨后肌腱是维持足内侧纵弓稳定的重要因素。胫后肌腱断裂常继发于退行性改变，且断裂多发生于肌腱的足舟骨附着处。胫后肌腱的损伤多数为慢性，需经历一个自然进程，即从腱鞘炎发展为肌腱炎，最后发生肌腱断裂，其中最常见的是发生在没有创伤史的中老年女性扁平足畸形患者，这些患者多表现有不断进展的肌腱部位的疼痛。胫后肌腱的部分断裂在 MRI 的横断面上表现为增厚或变薄并伴有腱鞘液的渗出。腱内纵向撕裂表现为腱内线样中等高信号强度。完全断裂时，由于断端收缩，被水肿或纤维组织代替，在 MRI 轴位像上表现为完全缺如。

由于 MRI 具有多平面显像功能以及精确的软组织分辨率，在探查和分类肌腱断裂时优于CT，可更准确地显示肌腱轮廓、滑膜积液、水肿和组织变性，显示骨膜炎、距下关节炎和距下关节脱位，还可很容易地显示肌腱早期和较微小的纵向劈裂。因此，MRI 在对胫后肌腱功能障碍的检查和诊断方面具有更大的优势，也是最佳的选择。

胫后肌腱损伤后，在功能障碍的不同时期，其 MRI 表现不同：①Ⅰ型肌腱断裂为肌腱内的微型撕裂和纵向劈裂。肌腱由于水肿、出血和瘢痕形成而增生肥大，临床症状通常较轻，可持续 6～12 个月。MRI 影像表现为肌腱增生肥大，直径明显增加，且失去了原来的卵圆形轮廓，变为圆形，肌腱内的信号增强点与纵向劈裂一致，这在 $T_1$ 加权像或者质子密度加权图像中显现得最清楚。有时亮点在 $T_2$ 加权像中也可以看到，这可能反映撕裂的肌腱纤维间存在积液和水肿。②在肌腱变性过程中，肌腱遭进一步劈裂、拉长和延伸，产生 II 型撕裂。II 型撕裂者，后足开始外翻，其病史持续 1～1.5 年。MRI 图像表现为肌腱直径减少，其直径与趾长屈肌腱相当甚至更小，肌腱变细在内踝后侧显示得更清楚，但在肌腱变细部位的两端通常发生组织增生。③III 型撕裂为肌腱完全撕裂，此时后足外翻更加明显，这种症状存在至少 2 年。MRI 表现为肌腱不连续和断端回缩，裂口充满液体、脂肪或者黏蛋白变性，有时可以看到裂口中存在未受损的肌腱丝状纤维。

MRI 还可显示一些与胫后肌腱的撕裂有关的继发性的软组织及骨骼病变，其中软组织病变包括屈肌支持带增厚、内外侧软组织水肿、跗骨窦脂肪液化或纤维化、腱鞘内积液增多等，反映病变处于进展期或伴随着腱鞘炎。骨骼方面的病变包括内踝骨膜炎、距下关节炎、后足外翻、距舟骨下降、足舟骨结节增生肥大和副舟骨炎等。

**3. 足踝部其他软组织损伤疾病的 MRI 表现**

（1）跗骨窦综合征

跗骨窦综合征常发生在踝关节内翻损伤之后，多伴有外侧副韧带撕裂，患者常有后足不稳定和足外侧疼痛。以前诊断该综合征的依据是距下关节造影和窦内注射局部麻醉药后出现疼痛减轻，目前 MRI 可在很大程度上方便其诊断。

跗骨窦综合征在 MRI 图像上表现为脂肪垫消失，伴有或不伴有韧带的中断。若在 $T_1$ 和 $T_2$ 加权像上呈现低信号区，提示该区存在纤维变性，病变扩散浸润；若在 $T_1$ 加权像上呈现低信号而在 $T_2$ 加权像上呈现高信号区，则提示该区内存在炎症或慢性滑膜炎。滑膜囊肿内积液则呈多种异常信号。与跗骨窦综合征有关的其他 MRI 表现包括韧带和肌腱损伤。约 79% 该病患者存在外侧副韧带撕裂，而 39% 外侧副韧带损伤的患者存在跗骨窦区信号异常。部分患者还存在胫后肌腱撕裂、距下关节的骨关节炎和软骨下囊肿等。

（2）跖腱膜炎

跖腱膜炎可能与多次外伤及机械压迫有关，是一种临床综合征，一般不需要使用 MRI 来进行诊断，但当其传统诊疗失败或考虑腱膜撕裂时可使用 MRI 以协助诊断。

正常跖腱膜是一种纤维性腱膜，在矢状位和冠状位 MRI 摄影中表现为一个薄的高信号结构，从跟骨结节处向前延伸，它在跟骨附着点处的亮度轻度增加，青年人的跖腱膜约 3 mm 厚。当发生炎症时，跖腱膜变厚，在 $T_1$ 加权像中呈中信号强度，在 $T_2$ 加权像中呈亮信号。这些改变在跖腱膜近端、跟骨附着点处及其附近表现更明显，增厚的跖腱膜常呈纺锤状。跖腱膜纤维可不连续，这提示跖腱膜撕裂。有时还可发现跖腱膜附着点附近的跟骨出现髓内水肿。

（3）跗管综合征

跗管由屈肌支持带、距骨内缘和跟骨皮质等构成，其内有胫后神经及其分支、趾长屈肌、蹋长屈肌和胫后血管等。胫后神经或其分支（即跟骨内侧神经、跖外侧神经和跖内侧神经）卡压而出现临床症状，称为跗管综合征。跗管综合征的临床诊断相对困难，对许多压迫性神经病变来说，肌电图也常呈假阴性，MRI 比较容易显示跗管壁的组成成分和管内的正常组织，并可显示造成机械性压迫的软组织结构，包括腱鞘囊肿、肿瘤、外伤后纤维化、静脉曲张及辅助肌，其合适的摄影方法是轴位摄影，有时需要显示整个跗管则可采取足踝全长摄影。

4. 足踝部创伤性骨骼异常的 MRI 检查

（1）骨坏死

由于局部血液供应相对特殊等原因，足踝部的骨坏死常见于距骨，多数发生于距骨颈骨折后，此时跗骨窦水平处的距骨血管受到了损伤。其特征性 MRI 表现是"双线状"影像，是由平行的低信号带和高信号带所组成，仅在质子密度加权像和 $T_1$ 加权像中显现得较清楚。在组织学上，"双线状"表现位于坏死骨的周围，可能代表在坏死骨周围的成骨细胞活性区和富含血管的肉芽组织区 – 非创伤性距骨缺血坏死，在 MRI 上表现为低信号密度的小点，它位于骨髓水肿区的周围，在 $T_1$ 加权像上伴有信号弥散性减弱，在 $T_2$ 加权像上和 STIR 脉冲影像上则伴有信号增强。

距舟骨的骨坏死可见于儿童，其 MRI 表现为骨硬化、骨不规则和骨折。距舟骨坏死也见于成年人，最常见于女性，常发生于双侧，表现为畸形和塌陷，最初发生在舟骨外侧，呈"逗号"状，后出现骨折片，继发性向上突起足踝部骨坏死的其他常见部位是第二跖骨头和第一跖籽骨。在早期，这两种情况都可在 X 线片上表现出来，而 MRI 可以帮助在骨硬化和塌陷之前做出早期诊断。

（2）骨折脱位

踝部骨折常见，常伴有踝关节扭伤及韧带损伤，足部骨折常见于跟骨、距骨和跖骨骨折。大部分情况下，X 线摄片和 CT 扫描可为治疗方案提供必要的信息。但对于复杂性距骨骨折、骨不连、无移位的骨折，以及那些需要判断骨折中是否有软组织嵌入、是否有韧带肌腱断裂的病例，可用 MRI 检查，它比传统的放射影像技术更精确，比骨闪烁扫描更具体。临床上，MRI 检查对于区分纤维性、滑膜性及软骨性骨不连具有重要意义。因不同类型骨不连的预后有所不同，滑膜性骨不连在持续的外科治疗后仍不会痊愈。在 MRI 图像上，纤维性骨不连可以和滑膜性及软骨性骨不连区分开来，纤维性骨不连在 $T_1$、$T_2$ 加权像上呈低信号，滑膜性及软骨性骨不连在 $T_2$ 加权像上呈高信号。

# 第二节　临床评价

对于足痛患者的检查和诊断，不论是由于急性损伤还是慢性原因所致，总是存在一定的挑战。这个挑战的根源在于足部复杂的解剖结构和生物力学，以及足部在整体肌肉骨骼系统中的重要性。对生物力学和解剖知识的详细了解对于有目的性的病史采集和有效的临床评价是十分重要的。

足部疾病患者的临床主诉经常是检查和诊断复杂性的一部分。例如，在累及足部的多处损伤的患者中，有可能存在下肢损伤被漏诊。发生在足踝部各种位置的损伤较为常见，如果检查不够全面、不够系统，就很可能会漏掉一些病变。

先前存在的临床主诉或者退行性改变可能会妨碍发现新病变。所有这些因素均要求临床评价过程更趋向于高度的系统性和逻辑性。我们建议常规应用如下诊断程序。

## 一、诊断程序

### （一）临床检查

临床检查有以下几点需要注意：①病史；②视诊；③触诊；④运动试验；⑤位移试验和感官测试；⑥肌肉功能试验；⑦特殊试验；⑧应力（加压）试验；⑨其他结构的检查。

### （二）检测方式

检测方式包括：①超声；②X 线片（可包括负重像）；③ CT ；④ MRI ；⑤其他影像学方法（闪烁成像等）；⑥实验室检查；⑦站姿 / 步态 / 跑步的分析；⑧ 3D 运动分析。

### （三）相关学科的进一步评价

相关学科的进一步评价包括：①神经病学、血管学、静脉学、风湿病学、皮肤病学等；②其他健康保健提供者的评价参照；③颅下颌关节功能紊乱的检查。

## 二、病史

病史采集应当包括一般要素和特殊细节、当前细节。根据病史的时间和创伤或者主诉对这些要素进行权衡。

### （一）相关问题

采集个人病史，并询问关于年龄、职业、性别、家庭和社会史、职业和（或）运动活动，以及业余活动的特殊问题。如果有必要的话，还包括从第三方引出的信息。以下是特别重要的问题：①什么？哪里？什么时候？怎么了？多长时间？②引起疼痛的原因？③风险因素、陈旧性损伤、伤疤、全身性潜在疾病或者伴随疾病，以及是否使用过药物。④对于运动员，要询问运动水平和任何近来增加的运动级别。要询问训练强度和内容。这些回答可能会提供应力性骨折或其他运动相关损伤的提示。⑤创伤机制，尽可能准确地重建创伤机制对诊断是很有帮助的，因为它能够引起对损伤特殊模式或者临床主诉的注意。⑥高处坠落伤？其他暴力伤？⑦精神状况，模糊的或者夸大的描述，不断重复，患者主诉"全身都痛"等。⑧既往疾病史，既往受伤史，之前或现在的药物或手术治疗。

### （二）疼痛史

疼痛史包括：①疼痛部位，疼痛程度；②承重能力或者限度；③日常活动、工作和运动的能力丧失，固定器具、鞋垫、拐杖或者其他辅助物件；④对于慢性疾病和临床症状急性发作后的随访检查，要询问患者当前的临床主诉；⑤对于有些病例，应用疼痛问卷调查可能会比较合适。

## 三、视诊

视诊的目的是发现外表可见的改变,并与正常表现进行区分。将患侧足与对侧足进行对比很有帮助的。需要观察患者走路、站立和足部悬在床边缘上方的情况。应当脱掉紧身裤（裤子）来评价中轴骨骼和肌肉组织。视诊的内容包括：①患处表面轮廓、肿胀、皮肤颜色（例如，血栓形成后的改变）；②血肿、开放性伤口、损伤；③异物；④位置、畸形、排列不齐、纵向和横向的足弓；⑤不对称、肌肉和皮肤萎缩；⑥血肿、肿胀、骨性标志明显；⑦皮肤硬结（胼胝）、增厚、瘢痕、甲床；⑧特殊征象（例如"多趾"征）。

## 四、触诊

触诊应该遵循一个结构性方案来进行，包括：①触诊位置；②触诊强度和性质；③触诊区域；④触诊技巧。

检查不应该开始于那些表面上通过病史和（或）视诊被损伤或者主诉所确定的区域，最好是从那些不太敏感或不太疼痛的结构开始触诊。除了生理因素之外，要考虑不同的患者对身体的接触反应也不同，这一点十分重要。

触诊应该从轻压开始，并逐渐增加接触面积和强度。应当记住的是，如果触诊从重压开始，随着压力增加，触觉的敏感度将会变小。只有在完成"表浅的"评估之后，检查者才应当进入进一步的检查，并逐渐增加触诊的强度。应当检查到每个组织结构，并且尽可能精确地探查到任何疼痛的部位。

还应该注意的是，在区别形态和结构时，移动的手要好于不动的手。运动激活了触诊手中更多的皮肤感受器，从而提供了更加详细的感受信息。"移动手"的触诊技术还有助于提高本体感受，从而获得更多的诊断信息。此外，它还提高了温度敏感度。

对足部触诊时应该考虑的另一个因素是，跗骨正常的解剖变异可能会发生于部分人群。其本身没有病理学意义，但容易被误认为是骨折，因此在阅读相关影像学资料时应该考虑副骨的存在。4 种最常见的副骨如下：①副三角骨；②外胫骨（副舟骨）；③副腓骨；④ vesalianum骨（第 5 跖骨粗隆）。

## 五、运动试验

无论是主动的或者是被动的运动试验，都提供了关节特定组成部分的运动性信息。与视诊和触诊一样，运动试验也应该遵循系统性规范原则，因为多个关节的叠加运动会偶尔掩盖单一关节的运动缺失。另外，与对侧进行对比，能够提供一个有用的参考标准。

为了避免对限制性运动的错误解释，检查者应该理解可能会有结构和功能两个方面的原因：①结构上的原因。骨折、脱位、慢性疾病过程导致的挛缩（例如风湿性关节炎）、慢性功能缺陷导致的挛缩（例如神经病学的原因）、先天畸形、生长异常、术后瘢痕、创伤后畸形。②功能上的原因。疼痛诱导的、神经疾病性的、关节内渗出或血肿所致的。

按照原则，应该首先进行一个范围的主动性运动试验，因为这样才有理由假设患者将不会超过其主观上能够耐受的范围。随后再由检查者进行一个范围的被动性运动试验。

中立位零度法（neutral-zero method），是构成各种关节正常值表格的基准，当其应用于足部时，只建立起了踝关节和第 1 跖趾关节的测量数值。中足和后足部的运动情况被描述为正常运动范围的一个分数值（例如距下关节 =1/3）。

### （一）位移试验

位移试验（translation test）是用来评估关节稳定性的运动或压力试验的。它在足部个别关节功能和相应运动范围的检查中特别重要，应该遵循系统性规范原则，以便重要的发现不会被遗漏。

## （二）肌肉功能试验

肌肉功能试验的目的是双重性的，即检测肌肉的功能和评估肌肉的强度。

肌肉力量或者功能的缺失可能归因于累及以下任何结构的疾病或损伤，即肌肉、肌腱、肌腱 – 骨连接机制、神经支配，以及肌肉内部和肌间的协调。

1. 足部肌肉

跖屈肌：小腿三头肌、胫骨后肌、跖肌。

伸肌：胫骨前肌、姆长伸肌、趾长伸肌、姆短伸肌、趾短伸肌。

足外翻肌：腓骨长肌、腓骨短肌、第 3 腓骨肌。

足内翻肌：胫骨后肌、胫骨前肌。

2. 脚趾肌肉

屈肌：蚓状肌、姆短屈肌、趾短屈肌、趾长屈肌。

伸肌（背屈肌）：趾短伸肌、姆短伸肌、趾长伸肌、姆长伸肌。

总体上把肌肉强度按照等级划分为 1/5 ～ 5/5，5/5 表示肌肉最高强度，1/5 表示最低（0/5 表明完全瘫痪）。

还应该注意以下因素：肌张力、肌肉短缩、可以触到的不连续性（例如小腿肌肉）。

## 六、感觉试验

检查者可以通过触摸皮肤的方式对感觉做一个大概的评估。塞姆斯塞温斯坦单丝测验（Semmes–Weinstein 单丝测试）能够对皮肤感觉做出进一步的鉴别性评估。使用尼龙细丝能够发现更轻微的感觉异常。其他的感觉测试方法是棉签法或者羽毛法。音叉可以被用于检测震动感觉的阈值。震动感觉的减低可能是神经损害的早期征象。

## 七、血流的评估

在足背部姆长伸肌腱的外侧，最容易触摸到足背动脉。在内踝的后方可触及胫动脉。正常情况下，触摸到这两根动脉并不困难。毛细血管水平的血流（在小血管内）可以通过毛细血管再灌注时间来评估。先用手指短暂压迫脚趾肚，然后松开手指，测量该区域从苍白到重新恢复粉色需要的时间。正常充填时间小于 2 s。脚趾汗毛缺失也可提示血流受损。

其他测量血流的方法有多普勒超声和血管造影术。

## 八、足部特殊检查

### （一）后足部

1. 足跟内翻试验

在正常情况下，足跟在站立时呈现轻微外翻位置。当患者用脚尖站立时，足跟移动到内翻位置，两侧足部是相同的。如果足跟仍是外翻的，则认为是异常的，原因有以下几点：①僵直的扁平足；②胫后肌腱功能障碍；③联合；④创伤后畸形。

2. "多趾" 征

患者站立，从后面观看其足部时，正常情况下只能在足的内侧看见大脚趾，而在足的外侧只能看见 1 个或 2 个脚趾。如果在足的内侧看不到大脚趾，而同时在足的外侧看到了 2 个或 3 个脚趾，这就是"多趾"征。这个"多趾"征象则提示前足外展程度的增加（例如由于扁平外翻足或者胫后肌腱功能不全导致的"多趾"征）。

### 3. 汤普森挤压试验

患者俯卧，检查者挤压腓肠肌。这个压力通常会诱发踝关节轻微的跖屈。单侧跖屈的缺失提示跟腱断裂或延长。

### 4. 足跟加压试验

检查者对称地压迫足跟在两个蹈指肚之间，如果跟骨有骨折，此试验会引起足跟的疼痛。

### 5. 提踵试验

让患者单腿站立，当患者不能用脚趾站立起来时，则提示胫后肌腱存在损伤。

### 6. 跟腱腓肠肌试验

跟腱腓肠肌试验（Silfverskiold 试验），是通过膝关节的屈曲运动和伸展运动来检测马蹄足畸形的纠正性的。如果该畸形能够通过膝关节的屈曲运动得以纠正，该畸形的原因则是腓肠肌缩短（Silfverskild 试验阳性）。如果马蹄足畸形在膝关节屈曲时持续存在，则是由于关节、跟腱或比目鱼肌的病变所致。

## （二）关节稳定性

### 1. 科尔曼木块试验

科尔曼木块试验（Coleman 木块试验）是来评估后足部灵活性和前足旋前功能的方法。患者取站立位，后足部和前足部的扭转畸形可以通过改变木块的高度得到暂时性的纠正。此试验可以帮助确定畸形的位置和决定其灵活性。例如，Coleman 木块试验经常被用于高弓足畸形的患者。

### 2. 外 / 内踝稳定性试验

此试验是用来评估踝关节囊和韧带稳定性的，通过两侧对比的方式进行。

踝关节：踝关节（距骨小腿关节）跖屈以消除踝关节的骨性稳定性。

距下关节：踝关节屈曲 90° 使踝关节的骨性稳定性达到最大，从而使得距下关节的活动成为优势。

### 3. 踝关节抽屉试验

踝关节抽屉试验是通过一只手握住踝关节的踝窝以上部位，另一只手握住足跟并向前牵拉足部而完成的。移动度出现增加则提示距腓前韧带、跟腓韧带不稳定。抽屉试验还可以用在跖趾关节和跗跖关节上，用来检测关节囊、韧带的稳定性。

### 4. 旋前 / 外展试验

当踝关节旋前和外展时，下胫腓韧带联合处的疼痛是下胫腓韧带联合损伤的征象。

### 5. 挤压试验

在下胫腓联合韧带之上大约一手宽处压迫胫骨、压向腓骨，如果引起下胫腓联合韧带区域的疼痛，则为下胫腓韧带联合损伤的征象。

6. 第 1 跗跖关节稳定性试验

当足部悬挂在床边缘时，第 1 跗跖关节可出现一定程度的生理学移动。当足的外侧缘被抬高（腓长肌拉紧）时，则关节是稳定的。如果不稳定则是异常的。

### （三）神经激惹

1. 马尔德点击试验

从内侧向外侧压迫前足，从而把压力施加到跖骨间隙，同时互相推压邻近的跖骨头。疼痛性"点击"的出现则提示跖面趾间神经瘤（Morton 神经瘤）。

2. "门铃"征

跖骨头之间孤立的跖面压痛，被称为"门铃"征。疼痛可放射至毗邻的脚趾。阳性的"门铃"征提示 Morton 神经瘤。

3. 内踝处霍夫曼 – 叩击征

患者取俯卧位，膝关节屈曲 90°。如果叩击内踝后方的胫神经能够引起电击的感觉，这就提示跗管综合征。

### （四）前足部

1. 脚趾试验

脚趾试验是用来评估跖趾关节处背跖方向移位情况的。如果有移位增加和疼痛，则提示不稳定性，可能与跖板（跖盘）撕裂有关。

2. 根斯伦试验

根斯伦试验（Gaensslen 试验），主要方法为：检查者将一个手指放在足的跖侧，再将拇指放在足的背侧，跖骨头在跖侧手指与背侧拇指之间是固定的。另一只手抓紧脚趾头，经由第 1 脚趾和第 5 脚趾的跖骨头，对前足内侧和外侧加压。如果前足有各种疾病，此手法将引起疼痛。双侧 Gaensslen 试验阳性可能是类风湿关节炎最开始的征象。

3. 上推试验

这一项试验包含着对可屈曲锤状趾畸形的复位，就是将跖骨头从跖侧的位置推到零线的位置。这项试验能够帮助检查者区分可屈曲（可活动）畸形和固定畸形。

## 九、压力试验

压力试验被用来作最后的评估。该试验仅被用于没有急性临床主诉和严重不稳定的患者。压力试验能使患者的状况恶化。该试验的主要目的是发现先前其他方法不能产生的症状和改变。压力试验可以包括以下：①站立试验，用来评估膝关节、踝关节、足部、后足外翻或内翻、外展或内展的各种排列关系；②单腿站立；③走路；④摇摆；⑤爬台阶；⑥跑步；⑦跳跃；⑧特殊运动压力。

## 十、其他诊断方法

其他诊断方法有：①影像学检查；②实验室检查；③其他专家会诊（皮肤病学、神经病学、脉管学、风湿病学、内分泌学、骨科学等）；④功能和步态分析；⑤颅下颌关节评估。

　　尤其是足部创伤的患者，在及时排除神经血管损伤或者肌筋膜间室综合征之后，应进行细致的临床检查。由于足踝部的解剖和生物力学，以及潜在的损伤和临床主诉非常复杂，因此要考虑会并存多种疾病，这一点十分重要。详尽的病史有利于指明临床检查的方向，仔细地检查有利于进一步找出疾病原因，充分全面的评估工作有利于做出更精确的诊断，从而有利于患者得到更加个性化和有效的治疗。

# 第三章　足踝部骨折与脱位

## 第一节　踝部骨折

### 一、足踝部骨折的诊断方式

#### （一）足踝部骨折的影像学检查

目前足踝部骨折的主要诊断依据来自医疗基层组织广泛使用的 X 线片。其中踝部骨折 X 线检查主要分为前后位、侧位及踝穴位 3 种。随着科学技术的不断发展，CT 诊断及螺旋 CT 行三维重建在临床上广泛应用。普通 CT 多平面重建应用初始应追溯到 20 世纪 80 年代，当时主要用来诊断复杂解剖部位，如脊柱椎管狭窄及生理解剖复杂的颅面部，但碍于技术上的限制，诊断效果常不理想。随着科技水平不断发展，CT 影像学检查手段越来越先进，多平面重建技术在临床诊断足踝部等复杂解剖部位中可取得良好的效果。足踝部生理解剖结构复杂，X 线诊断容易发生骨重叠，使得普通 X 线片漏诊、误诊率较高，影响临床诊断效果，常规 CT 扫描即可以避免骨重叠，此外 CT 还可凭借横断面图像来反映足踝部骨折移位程度、骨碎片数量等全貌。同时，多排螺旋 CT 诊断可利用时间分辨率及空间分辨率判断横断面扫描图像，通过多平面重建发挥强大的后处理功能直接显示足踝部上下结构的联系，针对足踝部的复杂性解剖结构损伤进行诊断可提供准确的临床依据。

#### （二）跖跗关节损伤的影像学检查

跖跗关节损伤是足踝部中较难诊断的一种类型，MRI 是诊断跖跗关节损伤的重要方法。它可以根据跖跗关节损伤后的胫后肌腱退缩程度，胫后肌腱水肿跖跗关节肌腱病变、充血，跖跗关节肌腱退缩程度，跖跗关节骨折，跖跗关节肌腱撕裂大小和钙盐沉积的不同信号提供大量的疾病信息，对显示跖跗关节肌腱组织的病理变化有着十分重要的作用。MRI 的特点是具有非侵入性、检查无创，同时可反复性检查，对软组织损伤敏感，具有一定的特异性及较高的灵敏度，可在下胫腓骨骨折中排除是否存在内侧韧带深层撕裂，以此为临床排除踝关节失稳的病理因素。通过 MRI 对其进行观察为临床提供更科学的治疗依据。但 MRI 高灵敏度的特点使其具有一定的局限性，即具有更高的假阳性率，要通过联合 CT 或 X 射线诊断进一步提高 MRI 诊断的特异性。

#### （三）跟部骨折的影像学检查

跟部骨折是足踝部骨折中发生率较高的一种。其诊断主要依据 X 线检查，通过取侧位及纵轴位像进行摄像，并在此基础上行 CT 检查。

### （四）踝关节骨折的影像学检查

踝关节骨折是较为常见的关节内骨折，主要由交通事故等直接暴力、间接暴力损伤所导致，此外其发生原因还包括骨质疏松及积累性劳损等。诊断的辅助检查包括 X 线检查及 CT 检查，其中利用多平面重建技术具有较高的骨折线检出率，利用多平面重建技术图像可多平面观察踝关节面情况，有利于发现塌陷范围及骨质缺损的具体程度。踝部骨折需依靠提高临床医生的专业素质与经验，并且需要对影像学和病理学进行深刻的理解与深入的对比，不断积累足踝部骨折的诊断经验，同时提高足踝部骨折的诊断准确率。

## 二、踝部骨折治疗

### （一）外踝骨折

踝关节骨折是骨科常见的损伤，发病率占各个关节内骨折的首位，约占全身骨折总数的 3.92%，其处理和分类治疗比较复杂，处理不当容易造成关节疼痛、步态不稳，甚至导致关节畸形和创伤性关节炎，严重影响患者的日常工作及生活。既往把踝关节骨折的处理重点放在内踝骨折的治疗上，相对忽视了外踝骨折的治疗，近年来的研究表明，外踝骨折在踝关节骨折的处理中占据着非常重要的位置。

**1. 外踝骨折分类**

（1）踝关节骨折分型

踝关节骨折（Lauge-Hansen）根据尸体解剖及临床，按受伤时患足所处的位置、致足损伤外力作用的方向对踝关节骨折进行分型，其目的是阐明受伤的机制、骨折的类型和韧带损伤的程度。

其分型为旋后 - 外旋型、旋前 - 外旋型、旋后 - 内收型、旋前 - 外展型、垂直 - 压缩型 5 型，每类名称的前半部分指受伤时足所处的位置，后半部分指所受暴力的方向，每种分型又根据骨和韧带损伤的程度分度，并据此提出一定的治疗原则，在国际上得到广泛的认可。

（2）踝关节损伤分型

踝关节损伤（Danis-Weber）从病理解剖角度，根据腓骨骨折线和下胫腓联合的相应关系，将踝关节骨折分为 A、B、C 3 型，更适用于外踝骨折的手术治疗。

A 型外踝骨折线低于下胫腓联合水平，包括由内收应力引起的外踝撕脱性骨折和旋后应力引起的外踝斜形骨折，此型骨折下胫腓联合未受损伤。

B 型腓骨骨折线位于下胫腓联合水平，骨折以斜形骨折常见，骨折面常接近冠状面，下胫腓联合有损伤的可能。

C 型腓骨骨折线高于下胫腓联合水平。①C1 型主要由外展应力引起，腓骨骨折略高于下胫腓联合。②C2 型主要由外展、外旋联合应力引起，腓骨骨折位置常位于腓骨中下 1/3 水平。

特殊类型的骨折线位于腓骨上端，被称为 Maisonnetive 骨折，常易漏诊，因此踝关节骨折患者应当常规检查小腿全长。

**2. 外踝骨折的治疗**

1）治疗原则

踝关节骨折是关节内骨折，治疗时必须尽量使关节面解剖复位才能更好地恢复踝关节功能，踝关节复位不佳将导致关节活动受限、疼痛及发生创伤性关节炎等。

对于踝关节骨折复位的认识经历了一个较为曲折的过程。早期的学者认为内踝骨折的解剖复位及稳定是踝关节骨折治疗的重中之重，忽视了外踝在踝关节功能中所起的重要作用，因此，很多学者认为腓骨骨折多数情况下可不予整复固定。

随着对踝关节解剖尤其是生物力学认识的不断深入，越来越多的学者更加重视外踝骨折的解剖复位及稳定，认为踝关节骨折关键要处理好腓骨下段、外踝及外侧副韧带的损伤。在踝关节骨折的整复手术中，外踝是一个关键性结构，比内踝重要得多。外踝的旋转、侧方、前后移位以及外翻角的改变均能造成踝穴的增宽或狭窄、距骨在踝穴内失去稳定，单位面积的压应力明显增加，将导致创伤性关节炎的发生。

因此，目前认为对不伴内踝骨折或内侧韧带损伤的外踝无移位骨折或外踝尖部撕脱骨折这些 Danis-Weber A 型骨折，其距骨并不随外踝移位，可采用非手术治疗；而 Danis-Weber B、C 型则以切开复位内固定治疗较好，如果合并有内踝及后踝骨折，复位固定外踝骨折后再复位固定后踝和内踝骨折。

2）外踝骨折手术内固定方法

（1）手术方法

外踝骨折手术内固定方法较多。克氏针内固定曾经是外踝骨折最常用的内固定方法，其特点是操作简单，骨膜及周围软组织剥离少；缺点是不够坚实，针的外露或滑移影响关节的早期练习。因此，临床应用逐渐减少。但有学者改用经皮穿克氏针的方法治疗外踝骨折 64 例，由于采用闭合穿针，避免了手术切开的并发症，是一种简单、安全、创伤小、固定牢、费用低、拔针方便的治疗方法，值得在基层医院推广。

AO 组织在克氏针固定的基础上加用钢丝张力带固定。其结构简单，符合外踝的生物力学原理，固定可靠，术后不需外固定，可早期进行功能锻炼。有研究报道克氏针张力带钢丝治疗外踝骨折 40 例，优良率为 92.5%，但仅适用于外踝短横型骨折。

加压螺钉内固定是近年来公认的固定短小肢端骨折的有效方法，其优点在于复位后不需要行广泛剥离，骨折断端可进行加压固定，创伤小、固定、可靠。有学者报道中空拉力螺钉治疗踝关节骨折 21 例，其中外踝骨折 5 例，优良率为 85.7%。其他学者也采用 2 枚空心螺钉内固定治疗外踝陈旧性骨折并距骨脱位，这种固定方式完全能控制外踝的旋转，达到坚强有效的目的，术后外踝骨折处均为一期愈合，距骨脱位达到解剖复位。

对于大部分 Danis-Weber B、C 型骨折来说，克氏针及螺钉固定由于骨折位置较高，力臂长而失去有效的固定作用，钢板螺钉内固定有其独特的力学效应，是 Danis-Weber B、C 型骨折的最佳选择。有学者采用 AO 斜 T 形钢板内固定治疗外踝骨折 22 例，取得了较好的治疗效果。也有学者应用"L"形钢板治疗外踝骨折 38 例，L 形钢板适用于各种类型的外踝骨折，恢复了外踝的角度，防止骨折旋转，固定坚强牢固，材料普及，操作方便，简便易行，便于推广，优良率为 100%，重建钢板由于塑形方便，也用于治疗外踝骨折。其他学者采用重建钢板内固定治疗外踝骨折 32 例，优良率为 93.13%。随着对外踝生物力学研究的深入及制作工艺的进步，越来越多专门用于固定外踝骨折的内固定材料应用于临床。锁定钢板由于其有内固定支架的作用，特别适用于骨质疏松的 Danis-Weber B 型骨折，这种优势还有待在大量临床病例实践中加以进一步验证。

有学者认为钢板螺钉绝对固定不符合弹性固定下胫腓关节的治疗要求，他们报道了胫腓钩钢板治疗外踝骨折 11 例，该钢板是由腓骨管状钢板、胫骨螺钉横杆和 1 枚拉力螺钉组成的异型曲面结构，既固定可靠，又保证下胫腓关节在踝关节活动时有一定的活动度，随访临床疗效满意。

还有学者根据外踝解剖学特点设计外踝锁定钢板，适用于成年人外踝 Danis-Weber B 型和部分 Danis-Weber A、C 型骨折的固定，对粉碎性、骨质疏松性骨折尤为适用。另有学者应用 ANK 装置治疗外踝骨折同时可固定下胫腓关节，外踝骨折固定使用弹性髓内钉，在外踝与胫骨下端用 ANK 装置使其合拢，达到了纠正下胫腓分离的目的。

有研究报道了关节镜在踝关节损伤中的应用，关节镜可用于摘除踝关节内游离体，观察软骨表面损伤、清除滑膜嵌顿、协助闭合复位做经皮穿针固定。随着关节镜技术的普及，关节镜监视下进行骨折复位将会逐渐取代传统的切开直视下复位，经皮克氏针及中空螺钉固定等简单可靠的固定方法对于短横型外踝骨折仍然有广阔的应用前景。

（2）手术入路及操作

通常在处理固定后踝之后，在内踝固定之前，就要进行外踝或腓骨骨折的复位内固定。通过前外侧纵行切口显露外踝及腓骨干远端，保护腓肠神经及腓浅神经。如果骨折完全为斜形，且两骨折端完整无碎骨片，可用 2 枚拉力螺钉由前向后拧入，以使骨折块间产生加压作用。螺钉间隔约 1 cm。选择螺钉长度很重要，其必须穿透后侧骨皮质才能保证固定，但又不能穿出太多而影响腓骨肌腱鞘。

如为横行骨折，可采用髓内固定。纵行分开跟腓韧带的纤维，显露外踝尖端。插入克氏针或其他髓内器械，经骨折线到达骨折近端髓腔。当应用髓内钉固定时注意勿使外踝向距骨倾斜，造成踝穴狭窄，踝关节活动度减小。故用作固定的髓内钉需良好塑形。

如果骨折在胫骨关节面以下，远端骨块较小且骨质正常，可用直径为 3.5 mm 的骨松质螺钉固定，较大的骨块可用直径为 4.5 mm 的拉力螺钉固定。对有骨质疏松的患者，可用克氏针由外侧向内侧斜行穿过远近侧骨折块，并用张力带钢丝加固。

骨折必须达到解剖复位并维持腓骨的长度。如果骨折在韧带联合平面以上，对已解剖复位的小骨折块，应用 1/3 管型钢板可以达到较为满意的固定效果。较高大的患者，可用加压钢板固定。钢板可增强拉力螺钉的固定作用，或者用于跨过粉碎性的骨折段。通常将 3 枚骨皮质螺钉置于骨折近端腓骨干上，将 2 ~ 3 枚螺钉置于骨折远端，经单侧骨皮质的骨松质螺钉放置在胫骨下关节面以下。如果钢板置于后外侧，它将起到防滑钢板的作用。

总之，生物力学的研究进展已经使得临床医生对外踝骨折有了足够的重视，关节内骨折解剖复位、坚强内固定及早期功能锻炼，也是外踝骨折必须遵循的治疗原则，尽管内固定方法多样，但各有优缺点，对所有的外踝骨折采用同一种固定方法是不可取的，也不可能有一种固定方法适用于所有类型的外踝骨折，临床工作中，手术医生必须因人而异，因骨折而变，根据患者及骨折的具体情况灵活选用治疗及固定方法。

## （二）内踝骨折

踝关节是大关节中位置最低、承重最大的关节，也是人体负重关节中关节面最小、承受重力最大的关节，其单位面积压力大。踝关节面由踝穴与距骨关节面构成，内踝的关节面也是构成踝穴的重要部分。

内踝骨折多因高能量间接暴力或者扭转力所致，骨折粉碎严重，常波及关节面，由于踝关节在人体负重和活动中起着重要作用，其骨折后如果对位不良，会造成关节疼痛和退变，产生创伤性关节炎，严重影响关节功能。

如果关节面对位不良，踝穴增宽或变窄，都会引起负重疼痛或关节不稳定、松动或运动受限，踝穴很难容忍，不匹配。根据研究，距骨错位 1 mm，胫距关节面积减少 42%，关节面局部应力急剧增加，是发生创伤性关节炎的直接原因。常导致关节软骨异常应力分布，日后必将发生创伤性关节炎。因此对单纯内踝骨折的治疗，必须严格要求，不论采用哪种治疗方法均应使内踝骨折实现解剖复位。

内踝内固定方法较多，其中包括克氏针张力带、金属加压螺钉、金属空心钉，可吸收钉、可吸收空心钉等。

### 1. 金属加压螺钉

金属加压螺钉是近年来公认的固定肢端骨折的有效方法，其优点在于骨折复位后无须广泛剥离、骨折断端加压、抗剪切、抗扭转强度大，固定坚强稳固，有利于早期功能锻炼。

（1）优点

第一，空心螺纹钉质地坚硬，抗变形能力强，活动或负重后不易松动和断裂。采用不锈钢空心钉内固定，其坚强内固定效果完全符合内踝骨折多钉固定的要求。

第二，空心钉通过导针定位，使螺钉加压的方向更为精确，加压效果更为明显。

第三，空心钉作为自攻螺钉，可顺导针直接进钉，在操作上更为简便；手术的创伤小，出血少，亦不影响骨折断端血供，更有利于骨折的愈合。

第四，前内侧切口，起自骨折线近侧约 1 cm，向远端并轻度向后延伸，止于内踝尖端下约 1 cm。建议采用该切口有两个原因：a. 损伤胫骨后肌及其腱鞘的可能性小。b. 术中可看到关节面，尤其是前内侧面，以便骨折准确地复位，可以探查内侧韧带是否撕裂及撕裂情况。有学者发现有 26% 的内踝撕脱骨折同时合并深层内侧韧带的损伤，此时即使将骨折块解剖复位并固定，也会出现内侧韧带的功能不良，故在固定骨折的基础上要修复内侧韧带。直视下复位骨折，小巾钳固定，清除骨折断端凝血块及嵌入的软组织，可使术后伤口感染和皮瓣坏死的风险大大降低。

（2）缺点

近年来有学者发现金属螺钉内固定等方法还存在应力遮挡、骨质疏松、金属反应、腐蚀破坏等缺点，并有磁性影像，能干扰 X 线、CT 成像，无法进行 MRI 检查。常需二次手术取出内固定物，给患者带来心理、生理及经济上的负担。

### 2. 可吸收螺钉

1）概述

可吸收螺钉具有良好的生物相容性，其置入人体后初始强度可维持 3 个月，在正确的手术操作下，能达到稳定与加压骨折块的作用。其能在人体内降解成水和二氧化碳，通过新陈代谢排出人体，置入体内无毒性反应，在体内降解符合生理过程，对骨组织的生长无明显不良反应，不需要二次手术取出。而且在降解过程中可吸收螺钉逐渐被吸收，骨组织逐渐被填充，可将应力逐渐转移至骨折部位，从而刺激骨折端愈合，有利于骨折愈合及重塑改建。

可吸收螺钉的机械强度及抗剪切力不如金属螺钉，故术后需要外固定保护及避免早期负重，但在正确的术后处理下，两者的疗效相同。

2）优点

相对于金属螺钉，可吸收螺钉具有以下优点。

第一，不需要二次手术取出内固定，减轻了患者的经济负担，避免给患者带来心理、生理上的压力。

第二，可避免金属内固定的应力遮挡，有利于骨折愈合及重塑改建，避免骨质疏松。

第三，无金属反应及腐蚀破坏作用。

第四，金属螺钉置入后不能埋头，而内踝处软组织较少，钉帽易致皮肤摩擦受压产生疼痛；而可吸收螺钉置入后可剪除螺帽。

3）可吸收螺钉入路及操作方法

（1）操作方法

切开显露出骨折端，清除断端积血及嵌顿的软组织，将骨折端解剖复位。用巾钳夹紧做临时固定，由骨块中心沿与骨干纵轴呈34°～45°，皮质部用相应直径钻头钻孔后，改用丝锥攻丝，深度稍长于螺钉长度，拧入可吸收螺钉。钻孔后，测孔的深度，然后攻丝。根据测孔的深度选择可吸收螺钉的长度。此步骤很重要，如不测深度即拧入螺钉，若螺钉过长，拧至孔道顶端时再拧入，会使骨折断端分离，如螺钉过短则固定不牢固。再者螺钉过长时将螺钉退出，剪短后再拧入会破坏孔道的螺纹，影响固定的牢固性。固定后向各个方向被动活动踝关节，观察骨折端固定是否稳固可靠，常规放置引流条，然后逐层关闭切口。

（2）术后处理

术后行适当外固定及应用抗生素，在医生指导下进行功能锻炼。根据固定的情况，一般不需外固定，但如术中感可吸收钉固定不确实，可采用U形石膏托行外固定4～6周，拆除石膏托后逐渐练习行走，避免负重功能锻炼，复查达到骨性愈合方可负重行走。

（3）注意事项

第一，一定要注意可吸收螺钉的强度、螺纹深度、加压时采取的力度等，在钻入可吸收钉后加压时，钉体产生一个回旋力，如强行加压，可引起钉体断裂。

第二，术前准备时，因可吸收螺钉数量有限，不可能像普通钉那样型号齐全，所以术前预定型号较为重要。

第三，可吸收螺钉尾端较大，术中应用埋头器将钉帽部分沉入骨皮质，因内踝骨折部较表浅，还需用手术刀将钉尾部的锋利缘削平，以免刺破皮肤。

第四，可吸收螺钉作为一种内固定物，其强度不比金属坚强，因此术后应给予适当的外固定。总之内踝骨折，非长管承重管骨的骨折，可采用可吸收螺钉。理论上具有一次性手术的可能性，避免二次取内固定物给患者带来恐惧和伤害，易被患者与家属所接受，缺点就是有时需要适当的外固定。

因此，可吸收螺钉是内踝骨折理想的内固定物，其操作简单，固定确切，生物相容性好，术后踝关节恢复良好，可避免二次手术，是一种比较理想的治疗方法，值得临床推广应用。

### （三）胫骨远端骨折

"胫骨远端"是一个笼统的区域概念。如何确定这一部位，主要依据美国骨创伤协会采用的 Miller 对胫腓骨骨折的分类法。Miller 分类法将胫腓骨分为三个区，即近端、中段、远端。中段是指髓腔直径为最窄处加上，上、下各 1 cm 长度的区域。近端、远端指干骺端，是指骨皮质厚度与骨骺部皮质等厚的区域。若按这一概念，胫骨远端骨折应为胫骨远侧干骺端区域内的骨折，约为胫骨远侧 1/4 长度范围内的骨折。

按照 AO 对胫骨远端骨折的分类，该区域内的骨折按骨折线是否通过胫骨远端关节面分为两类，即累及与不累及关节面的胫骨远端骨折。AO 分类中 A1 ~ A3 为不累及关节面的胫骨远端骨折，虽然此类骨折的骨折线不通过胫骨远端关节面，但骨折对踝关节的稳定性与功能仍有不同程度的影响。这里主要叙述不累及胫骨关节面的胫骨远端骨折。

1. 闭合性骨折的治疗

（1）闭合复位石膏外固定

应用于单纯的、软组织损伤较轻的稳定型胫腓骨远端骨折的治疗。在保证了充分的麻醉、合理的步骤及熟练的手法下，应尽量达到解剖复位的目的。

如果闭合复位不满意，可改行手术切开复位固定。复位成功后，用 U 形石膏夹板固定。方法如下：石膏夹板从小腿外侧腓骨小头下方开始沿小腿外侧向下，在内外踝处加厚内衬的棉花，将石膏夹板从外踝绕过足底到达内踝，再沿小腿内侧向上直至与外侧同高处。

单独胫骨骨折，由于有完整的腓骨支撑，肌肉的收缩将造成踝关节倾斜，骨折向外成角。应用 U 形石膏夹板固定时，即使应用加以向内侧弯曲应力的弧形塑形，也常难以控制其成角趋势，多需选择手术治疗。

（2）骨外固定器固定

使用骨外固定器固定骨折处，由于具有不直接固定骨折断端和具有牵引的作用，因而适用于需要牵引治疗的患者，尤其适用于合并局部软组织损伤严重而不能接受手术治疗的患者。

骨外固定器的特点是可远离创面在胫骨近端和远端正常的皮肤上分别穿入两枚骨圆针。如远端骨折块厚度 < 5 cm 或软组织情况不允许穿针时，也可在跟骨上穿针。然后在 C 形臂 X 线监控下将骨折满意复位后，安装外固定器固定。除使用双边外固定器固定外，也可应用单边外固定器固定；但在使用前必须复位良好，否则一旦采用单边外固定器固定后骨折的对位将不能应用外固定器进行调整。外固定术后应保持针孔清洁，定时更换无菌敷料防止针道感染。一般在术后 8 ~ 10 周，根据骨折愈合情况，可去除外固定器逐渐练习负重行走。

（3）切开复位内固定

A. 交叉克氏针固定

本法适用于胫骨远端横断性骨折，其远端骨折块较薄不能使用钢板内固定，或应用于儿童患者。此时，可用两枚克氏针做交叉固定；针尾留于皮下或置于皮外均可。手术可从小腿前外侧进路深入，做小腿前外侧纵形皮肤切口，在胫骨嵴的外侧纵形切开胫骨骨膜，直视下予以骨折复位后，用直径 3 ~ 3.5 mm 的两枚克氏针分别自骨折远端穿入近端。切口下端注意保护足背动脉。术后用膝下 U 形石膏固定 6 周后，拔除克氏针再固定 2 ~ 4 周。

B. 有限切开复位交叉克氏针加螺钉固定

适用于短斜形骨折或倒 T 形的胫骨远端骨折。前者在骨折近端做一小切口用螺钉固定近端，再用交叉克氏针固定；后者先将近端骨折块用螺钉固定，使 T 形骨折变为横行骨折，再用交叉克氏针固定"横行骨折"。

C. 钢板螺钉固定

若远端骨折块有一定的厚度，能适宜于钢板螺钉固定，当骨折满意复位后，可用干骺端钢板螺钉固定。

2. 开放性骨折的治疗

胫骨远端开放性骨折的治疗原则与全身其他部位开放性骨折的治疗相同，都要做好创口的彻底清创处理、骨折的牢固固定和闭合创口。但小腿远端开放性骨折的治疗有其特殊性，现简要介绍如下：

（1）清创中应注意的问题

A. 正确判断皮肤的损伤

自内而外的开放性骨折，其皮肤挫裂伤的部位较为明确，不易误诊。但自外而内的开放性骨折则错综复杂，急诊时对皮肤的损伤往往判断困难。压砸致伤者，致伤物接触小腿部位的皮肤导致不同程度的挫伤，有时开放伤口很小，甚至不足 1 cm，而实际挫伤部位多较广泛或散在，易造成判断错误。机器或车辆碾轧的开放性胫骨远端骨折有类似情况，从散在、小的、开放伤口到大范围皮肤撕脱均可见到。准确判断其挫伤的范围及分布同样困难。

如何在清创中正确判断皮肤损伤的严重程度，关键在于思想上的重视。即不要为小伤口所迷惑，也不要在切除挫伤皮肤或可疑部分时过于保守。部分术者在处理小腿远端开放性骨折时，往往不愿切除太多的皮肤，尤其因抱有"尽量直接缝合"的意向，往往会因小失大，应引起足够重视。

B. 注意了解深层组织的损伤

胫骨远端骨折多为高能量损伤，除造成骨折外，对周围软组织也可造成严重的损伤。伤口越小，在清创时越易趋向保守。术者不愿将小伤口扩大，从而无法了解深层组织的损伤情况，即使能窥见大概，也无从操作。有时皮肤创口虽小，但其下的组织损伤面积很广泛，因此，必要时应延长伤口探查有无神经血管等深部组织的损伤。

（2）骨折固定时应注意的问题

虽然胫骨远端开放性骨折清创完成后会有大片或散在的皮肤缺损，但术者应注意一个重要原则，即采用包括显微外科在内的一切手段，保证使骨折及其固定物被健康的皮肤覆盖，以免皮肤坏死而致骨折部外露。在非健康皮肤区域内应避免使用内固定物固定骨折。术中应尽量减少不必要的手术创伤，节省手术时间，以减少感染的概率。若用交叉克氏针固定骨折端，为减少感染概率，其穿入克氏针的部位必须是健康的皮肤。应提倡使用骨折复位外固定器固定骨折。因为，针对小腿远端开放性骨折，尤其是较严重的开放性骨折，使用骨折复位内固定物会发生软组织广泛挫伤甚至缺损。

胫骨远端骨折粉碎时，往往唯一的骨折固定的方式是用骨外固定器。采用骨外固定器固定的穿针通道应选择在安全区。小腿前内侧仅为一层皮肤覆盖，其前外侧仅为肌肉组织，故以上两区为穿针的相对安全区。

外固定器的种类较多，可根据各自的习惯选择使用。单边式包括 Hoffman、Orthofix、AO 架等，其特点是穿针安全，操作简单，但如安装不当，则有不稳定之虞。双边式或框架式的特点为固定牢靠，但当练习踝关节功能时，穿过肌肉针的皮肤针孔分泌物较多，易导致针孔感染，应引起医生的足够重视。

（3）闭合伤口应注意的问题

小腿远端周径小，血供较差，软组织包绕相对较少。一旦胫骨远端开放性骨折遗留较大面积的皮肤缺损，将缺少皮肤覆盖。鉴于这种特点，在闭合伤口时不可掉以轻心。应根据伤情，灵活应用骨科常用的操作方法，诸如转移皮瓣、带蒂皮瓣、游离皮瓣移植等闭合伤口的方法，尽早闭合伤口。

3. 手术中应注意的原则问题

第一，骨折部必须以健康的软组织覆盖。这是最根本的原则。术中可用胫前肌翻转覆盖，亦可用双蒂皮瓣前移覆盖等。切忌在胫骨表面上游离植皮。

第二，直接缝合关闭伤口时不允许存在张力。

第三，局部转移皮瓣的设计应合理又充分。小腿下端周径小，血供差，即使有时皮肤缺损不大，也容易在局部皮瓣转移时估计过低、扭转过大或存在张力而造成失败。在设计局部转移皮瓣时应考虑好血供的来源，使皮瓣的转移幅度不大，缝合后不存在张力。

第四，急诊清创时慎用显微外科手术。在胫骨远端开放性骨折的病例中，高能量伤者日益增多，深在软组织的伤情在急诊时很难充分了解清楚，供区及受区的血管肌肉很有可能存在不同程度的损伤。如对此缺乏充分了解，在无把握的情况下，行显微外科手术易遭受失败。

第五，个别病例应考虑延迟一期或二期闭合伤口。若患者就诊较晚，污染严重，清创难以充分；若病情复杂，全身情况不允许，可在清创后暂时用无菌敷料包扎，再行延迟一期或二期闭合伤口，这样是稳妥的。

对于行内固定后内置物暴露于伤口者，用无菌敷料包扎观察也毋庸多虑。固定骨折使其保持稳定，有利于控制感染。在术后 2～3 天观察伤口，如有必要可再次清创。无论是一次、两次乃至多次更换敷料观察伤口，应清创彻底创面清洁，不仅可闭合伤口还可同时植骨。

## （四）前踝骨折

胫骨远端骨折线涉及前踝的骨折，被称为胫骨前踝骨折。胫骨远端前缘向前隆起，在关节面前形成嵴状，称为"前踝"。紧靠前踝的上面为关节囊的附着点，亦是血供进入胫骨前踝之处。

胫骨前踝的骨折不多见。损伤机制仍以间接损伤为主。胫骨前踝很少产生撕脱性骨折，而常见的是压缩损伤，患者从高处坠下或跳跃跌倒时足跟着地，胫骨传递压缩力到距骨体，经地面的反作用，造成胫骨远端关节面骨折。

损伤时，若踝关节处于背伸位，将造成胫骨前踝骨折。伤力严重时，远端骨折片可被挤入近端骨折端内。偶可见胫骨前踝在其额状面产生剪切骨折。

前踝骨折片有时很大，可包括内踝和部分胫骨关节面，常被距骨推向前上方。

1. 单纯前踝骨折

（1）手法复位

小腿石膏固定 4 ~ 6 周，可治愈小部分骨折片较小的单纯胫骨前踝骨折。由于前踝骨折是足背伸外力所致，复位时要跖屈患足。但因前关节囊附着点甚为薄弱，不能将移位的骨片拉向下方而复位，故多数胫骨前踝骨折需行切开复位内固定。

（2）手术操作

按踝关节前内侧入路进入，于踝关节近侧 8 cm 胫前肌与趾长伸肌之间始向远端做 10 cm 长皮肤切口，注意防止损伤足背动脉。在直视下行骨折复位，然后在维持骨折片准确复位和紧密对合的情况下，用可吸收螺钉或钛合金加压螺钉固定。对同时伴有的内踝骨折、腓骨骨折，也应做相应的处理。

2. 粉碎性胫骨前踝骨折的治疗

胫骨前踝粉碎性骨折比单纯前踝骨折多见，且常包含相当部分的负重面，最理想的治疗方法是闭合复位、双钉及石膏固定。即在胫骨近端和跟骨处各穿入斯氏钉，对向牵引复位后立即给予石膏固定。将两根斯氏钉包在石膏筒内，保持牵引以维持骨折的复位。一般固定 6 周，拔除斯氏钉后，改用小腿石膏继续固定 4 周。

若闭合复位石膏固定后复查 X 线平片，骨折对位欠佳，则建议尽早行胫骨前踝粉碎性骨折切开复位内固定术。具体内固定器械，可根据骨折及复位情况应用可吸收螺钉、钛合金加压螺钉固定或钢板螺钉固定。

## （五）后踝骨折

胫骨后踝骨折可以发生在任何类型的踝关节损伤中，极少单独发生，多数在外旋及外展时发生，常累及胫骨后踝的外侧。若胫骨后踝仅为不包括关节面的小片骨折，则提示下胫腓联合后韧带附着点撕脱。胫骨后踝如有较大的骨折片，则必定累及关节面，并可损害关节的负重面，影响踝关节稳定。

胫骨后踝骨折，少数为胫骨后踝的后内侧骨折，见于踝关节内翻内收型损伤，是由于距骨向后内半脱位时直接压迫造成。

1. 胫骨后踝小片骨折的治疗

当骨折未累及关节面的负重，也不影响关节的稳定时，胫骨后踝小骨折片可随胫距关节解剖关系恢复正常而复位。因而对于该类后踝骨折的治疗，取决于其他组织的创伤程度。如骨折伴有下胫腓联合前韧带损伤，可采用小腿石膏固定 3 ~ 4 周，即可治愈。如伴有腓骨骨折或内侧韧带损伤，则小腿石膏固定需延长达 6 周，甚至需考虑手术治疗。尤其是合并有腓骨近端骨折的患者，或许会有更多的合并损伤，需认真检查加以处理。

2. 胫骨后踝大片骨折的治疗

此类骨折均累及关节的负重面，骨折片向上移位，并常伴有外踝骨折及距骨向后半脱位。当骨折片的面积达到胫骨远端关节面的 25% ~ 35% 时，为了获得踝关节的稳定性，应做切开复位并行内固定。一般认为在复位胫骨后踝骨折时，因损伤后附着于胫骨后踝的关节囊极度松弛，闭合复位时往往需使踝关节极度背伸从而使松弛的关节囊变为紧张，试图能将骨折片拉下而复位。但事实上，因踝关节背伸，腓肠肌即被拉紧，迫使距骨与胫骨下关节面接触，这样距骨极易发生后脱位。胫骨后踝的骨折片也随之向后上移位。故手法复位常常失败，而应尽早行手术切开复位，可用可吸收螺钉、钛合金加压螺钉固定。

### 3. 手术治疗

（1）不伴腓骨骨折的胫骨后踝骨折的手术

A. 手术入路

按踝关节后外侧手术入路进入，于腓肠神经前 1 cm 及腓骨后缘之间做纵形皮肤切口，长约 10 cm。分离腓骨长肌和屈长肌间隙并向两侧牵开，将腓动脉牵向外侧，即可显露出胫腓下前韧带，注意其表面有一动脉分支，可予以结扎。

B. 骨折复位及固定

应用骨膜剥离器使骨片复位，注意不可剥离骨片的韧带附着点，以防损伤其血供。因骨片通常向后上移位，可用骨膜剥离器将其推向前下方使之复位。由于距骨的阻挡，不会发生骨片的过度复位。然后将骨片向前推挤，使其严密对合，此时应迅速插入 2 枚克氏针暂时固定，并做透视或摄片，以确定骨片是否复位。当正侧位 X 线片均显示胫距关节面平行后才能继续手术。此时，立即用 2 枚可吸收螺钉或钛合金加压螺钉加以固定。在拧入螺钉时应注意，因胫骨后踝是骨松质极易碎裂，在旋螺钉时应缓慢用力或在螺钉固定部位放置垫圈，这样可增加固定作用，防止胫骨后踝骨折片碎裂。

C. 伴有腓骨干骨折的胫骨后唇骨折的手术

手术入路基本原则如前，但其皮肤切口应位于腓骨后缘，自外踝尖的近侧 8 cm 处始向下沿腓骨后缘做纵形切口。经后路显露腓骨，分离远端腓骨骨折片后，先将胫骨后踝骨折片按上一手术原则进行复位与固定。然后将腓骨复位，并用 1/3 管型钢板及皮质骨螺钉固定。

有时腓骨出现的严重粉碎性骨折，且位于下胫腓联合处，随着腓骨的愈合，下胫腓联合会自行发生骨性融合术。因此，对于此类骨折建议在早期手术时行下胫腓联合融合。手术时切除胫骨外侧腓骨切迹的骨皮质，将腓骨置于其内，并用螺钉固定下胫腓联合，使其融合。术后用小腿石膏固定 6 ～ 8 周。但需告知患者，日后踝关节的伸屈活动会稍受限制。

## （六）三踝骨折

三踝骨折包括内踝、外踝及后踝（或前踝）骨折，常伴有下胫腓联合分离。

三踝骨折在处理上比较难以复位固定的是后踝骨折。现已一致认为后踝骨折累及胫骨下关节面 25% 以上者，应行切开复位内固定，否则有发生晚期创伤性关节炎的危险。应当注意，后踝骨折累及 30% 胫骨下关节面时，将造成踝关节背伸时距骨向后移位。由于后踝骨折块总是通过下胫腓后韧带及后关节囊与腓骨骨折远段相连，因此应按照后踝、外踝、内踝的先后顺序行切开复位固定。后踝骨折块较小时，可使用螺钉自后向前固定；骨折块较大时，可选择自前向后或自后向前固定。清楚显露后踝关节并使其解剖对位是手术的关键。以下是三踝骨折时后踝、外踝、内踝骨折的具体手术固定方法。

### 1. 后踝固定方法

后踝骨折常伴随内、外踝骨折，后踝的手术入路取决于另外的开放复位的需要。通常前内侧切口用于固定内踝骨折，后外侧切口用于固定胫骨后踝及外踝骨折。如果后侧骨块更靠近内侧，可采用后内侧入路以同时显露、固定内踝及后踝骨折。此外，也可单独采用靠近跟腱的后内侧或后外侧切口，进行间接或直接的复位。

术前 CT 扫描可精确地显示后踝骨折块的大小及位置。腓骨复位后常使胫骨后踝骨折也获得复位。如果腓骨复位后，后踝骨折不能复位，且因骨折块较大或存在向后不稳定而必须内固定时，应在内、外踝复位之前，先复位内固定胫骨后踝骨折。其目的是恢复胫骨下关节面的解剖关系，这比复位后侧的非关节骨折更重要。因为需要直接显露关节面，内、外踝骨折的复位和固定都会使胫距关节间隙难以撑开，使显露更困难。

术中可将 1 枚粗斯氏针横行穿过跟骨并用牵引弓牵引，以增大胫距关节间隙。如果两踝尚未固定，应用这种方法可有效地牵开胫距关节。如果后踝骨折块较小，可用螺钉由后向前固定，也可采用带部分螺纹的拉力螺钉由后向前固定，并使螺纹部分越过骨折线或应用可吸收螺钉行内固定。

手术操作方法如下。通过内侧或外侧切口，手法整复胫骨后踝骨折块，并牵开关节以确定关节面达到解剖复位。通过后内侧切口，切开靠近胫骨后缘的胫后肌腱鞘可以显露后踝。推开内踝骨折块，行骨膜下剥离到达后踝。在胫骨前踝上方 1～3 cm 由前向后插入 2 枚克氏针，暂时固定后侧骨折块。然后，选用合适的钻头，由后向前钻孔贯穿两个骨折块，用测量器测量深度，拧入 1 枚小的骨松质螺钉或其他合适的螺钉，使骨折块间产生加压作用。最后拔除克氏针，将外踝及内踝骨折依次解剖复位及内固定。

如果通过单独切口固定后踝骨折，常采用后内侧切口，即于跟腱内侧切开皮肤及皮下组织，长约 7.5 cm。将跟腱向外侧牵开，继续在中线部位分离直到后关节囊。姆长屈肌腱由外向内横跨后关节囊，向内侧牵开该肌腱。如果后踝骨折块偏外侧，可用后外侧切口。在跟腱外侧做一长 7.5 cm 的切口，注意保护腓肠神经，将跟腱牵向内侧，腓骨肌腱牵向外侧，显露后踝。向前牵引足部并将其内收及内翻，以恢复胫距关节的正常关系。用巾钳牵引胫骨后踝，矫正其向近端移位，用 1～2 枚拉力螺钉，由后向前拧入胫骨干骺端，固定骨折块。

后踝骨折固定后，再修复外、内踝骨折。通过前内侧切口，仔细检查胫骨下关节面，证实已达到解剖复位，不允许有任何错位。关闭切口之前，常规透视观察骨折复位情况和固定螺钉的位置。

### 2. 外踝固定方法

通常在处理固定后踝之后，在内踝固定之前，就要进行外踝或腓骨骨折的复位内固定。通过前外侧纵行切口显露外踝及腓骨干远端，保护腓肠神经及腓浅神经。如果骨折完全为斜形，且两骨折段完整无碎骨片，可用 2 枚拉力螺钉由前向后拧入，以使骨折块间产生加压作用。

螺钉间隔约 1 cm。选择螺钉长度很重要，必须能穿透后侧骨皮质才能保证固定，但又不能穿出太多而影响骨肌腱鞘。

如为横行骨折，可采用髓内固定。纵行分开跟腓韧带的纤维，显露外踝尖端。插入克氏针或其他髓内器械，经骨折线到达骨折近端髓腔。当应用髓内钉固定时注意勿使外踝向距骨倾斜，造成踝穴狭窄、踝关节活动度减小，故用作固定的髓内钉须良好塑形。

如果骨折在胫骨关节面以下，远端骨块较小且骨质正常，可用直径为 3.5 mm 的骨松质螺钉固定，较大的骨块可用 4.5 mm 的拉力螺钉固定。对于有骨质疏松的患者，可用克氏针由外侧向内侧斜行穿过远近侧骨折块，并用张力带钢丝加固。

外踝骨折必须达到解剖复位并维持腓骨的长度。如果骨折在韧带联合平面以上，对已解剖复位的小骨折块，应用 1/3 管型钢板可以提供满意固定。较高大的患者，可用加压钢板固定。钢板可增强拉力螺钉的固定作用，或者用于跨过粉碎性的骨折段。通常将 3 枚骨皮质螺钉置于骨折近端腓骨干上，将 2 ~ 3 枚螺钉置于骨折远端，经单侧骨皮质的骨松质螺钉放置在胫骨下关节面以下。如果钢板置于后外侧，将起到防滑钢板的作用。

对于骨质疏松或踝部软组织覆盖差的患者，复位后可用克氏针从腓骨远端骨折块斜行穿入胫骨来固定。

3. 内踝固定方法

前内侧切口，起自骨折线近侧约 2 cm，向远端并轻度向后延伸，止于内踝尖端下约 2 cm。此入路有两个优点：①损伤胫后肌腱及其腱鞘的可能性小；②术中可看到关节面，尤其是前内侧面，以便骨折准确地复位。

术中应仔细保护皮肤，将皮瓣与皮下组织完整地一起掀起。该部位皮肤血供较差，需小心操作，防止发生皮肤坏死。保护大隐静脉及其伴行神经。

内踝远端骨折块一般向下、向前移位，且常有小的骨膜皱褶嵌入骨折端间。用刮勺或骨膜起子清除嵌入骨折端间的骨膜，显露骨折面。清除小的、松散的骨或软骨碎片，大的软骨块应保留并通过移植骨块来支撑。用持骨钳或巾钳将足踝骨折复位至正常位置并予以维持，然后钻入 2 枚 2 mm 光滑的克氏针，横穿骨折部位做暂时固定。

摄正侧位 X 线片或在 C 形臂 X 线机透视下检查复位状况。如果复位满意，拔除其中 1 枚克氏针并拧入 1 枚 4 mm 骨松质螺钉，然后拔除置换另一枚克氏针。

仔细检查关节内情况，特别是内上角，确保螺钉没有通过关节面。摄 X 线片观察螺钉及骨折的位置。如果内踝骨折块很小或粉碎，已不可能用螺钉固定，在这种情况下可用几枚克氏针或张力带钢丝固定。内踝大块的垂直骨折，且其近侧粉碎时，需用支撑钢板固定以防止骨折再移位，通常用一块小而薄的内踝钢板便可。使用钢板螺钉内固定时应注意该部位皮肤条件差，小心伤口并发症。

由各种原因造成的踝关节畸形愈合，即陈旧性踝部骨折在伤后 3 ~ 6 个月仍可纠正。术前摄 X 线片，最好是三维 CT，确定骨折片移位情况。术中最重要步骤是清除骨折部位的外骨痂及纤维组织，以显露原有骨折线，切不可使用骨凿，制造人工骨折线。对骨折处的外骨痂可用锐利骨凿刮除，而绝不可凿除。

按照术前 X 线片的定位，刮除骨痂后，通常可显露出原有的骨折线。另外可采用刀刃试切，配合术中对骨折断端的对折方法，寻找原有的骨折线。暴露骨折断端后，锐性清除骨折断端的全部纤维组织，尽量不要破坏骨折断端的原貌，以便解剖对位。

内踝骨折断端通常会被纤维组织充填，必须彻底清除，否则极易出现术中直视下对位佳，而术后摄片显示内踝仍存在外翻移位的情况。另外，应彻底清除充填于距骨和内踝之间的纤维组织，以使距骨完全复位。随后，用同样的方法找到骨折线，并予以解剖对位。

如后踝骨折块较大，需暴露清楚内、外踝骨折线后，再依次复位、固定后踝、外踝及内踝。对存在下胫腓分离者，固定之前必须清除下胫腓间隙中的组织，然后在固定外踝的同时固定下胫腓关节。为了防止由于距骨长期脱位所致的踝关节内、外软组织张力不平衡，可在距骨完全复位后，由跟骨穿入1枚骨圆针贯通距骨及胫骨下端，临时固定。术后常规用石膏功能位外固定。临时固定距骨用的骨圆针可在术后 4 ~ 6 周拔除。

### （七）四踝骨折

近年来在临床上也陆续发现踝关节骨折累及前、后、内、外踝，称为四踝骨折。四踝骨折多在旋后外旋型骨折中见到。其损伤机制被认为是在足处于旋后内翻位时，距骨受到外旋力，在踝穴内，距骨以内侧为轴向外后方旋转，先冲击外踝，再造成后踝及内踝骨折。在此过程中，伤足若由跖屈突向背屈，胫骨前踝可在其额状面受到剪切力，前踝产生剪切骨折，并被距骨向前、向上推移，造成四踝骨折的暴力较大，踝关节损伤严重，失去稳定。四踝骨折治疗的目的是达到解剖复位，恢复踝关节的稳定，减少创伤性关节炎的发生。四踝骨折治疗方法上与三踝骨折类同，均需要行手术切开复位内固定治疗，也可行有限内固定加踝关节外固定架固定之。前踝骨折片较小时，一般不需要固定，在内、外、后踝固定后踝关节可达到稳定。

## 第二节　踝关节脱位

踝关节脱位是以距骨相对于踝穴的移位而言的，通常伴有踝关节内侧或外侧稳定结构、胫骨远端关节面前或后踝的骨折，不伴骨折的情况很少见。

踝关节脱位均由高能量损伤引起，以闭合性脱位更多见；但不伴骨折的单纯踝关节脱位以开放性多见，通常有下胫腓联合分离。

首要原因是交通事故（40%），特别是骑摩托车或电瓶车时发生的车祸（33%）；其次是运动创伤（35%），特别是以跳跃为主的运动项目，如排球（13%）和篮球（8%）。多见于青壮年，儿童为少发人群，这是由于儿童的骨骺是踝关节复合体中最薄弱的结构，因此损伤通常引起骨骺骺离骨折而不发生脱位。

容易引起踝关节脱位的因素有：内踝发育不良导致内踝短小从而对距骨的覆盖不足，踝关节周围韧带松弛，腓骨肌肌力不足和既往有踝关节扭伤史等。

踝关节在正常行走时，内踝通过内侧韧带、外踝通过外侧副韧带与足部连接，下胫腓关节由腓骨远端内侧面位于胫骨的腓骨切迹中形成，下胫腓前后联合韧带和横韧带及骨间膜使胫腓骨之间获稳定，这些韧带保持了内外踝及踝穴的正常解剖关系，这些解剖特点说明踝关节在负重行走时，要求踝关节具有较高的稳定性、灵活性。

Lange-Hansen 阐述了踝部损伤的基本机制，并根据受伤时足部所处的位置、外力作用方向及不同创伤病理改变分为旋后内收、旋后外旋、旋前外旋、旋前外展及垂直压缩等类型，指出损伤所波及范围是创伤病理的不同阶段，对损伤的发生发展过程有了较为准确的认识。

在临床工作中，从治疗角度出发，应该强调的是踝关节的损伤往往不是由非单一外力引起的，而是骨与韧带、软组织的复合损伤，骨折往往较易诊断，而韧带损伤往往被忽视，可能导致治疗上的失误而带来严重后果。

## 一、踝关节脱位的分型和损伤机制

### （一）分型

根据研究的角度和标准不同，踝关节脱位（胫距关节）可有多种分型方法。

Conwell 和 Key 根据发病率来描述踝关节脱位的分型，后脱位最多见，然后依次是内侧脱位、向上脱位、外侧脱位，前脱位最少见。由于踝关节周围的肌腱，除跟腱外，其止点均位于中跗关节之前，因此，当肌肉收缩时，胫腓骨下端有前脱位的倾向，尤其是站立时身体的重量使这种倾向更明显，这正是踝关节后脱位最多见的原因之一。John 等将后脱位分为后内侧脱位、后外侧脱位和后脱位 3 种亚型，其中以后内侧脱位多见。

Fahey 和 Murphy 根据脱位的方向将踝关节脱位分为 5 型：前脱位、内侧脱位、后脱位、外侧脱位、向上暴裂性脱位。其中向上暴裂性脱位是指轴向暴力导致距骨将下胫腓韧带联合劈开，胫骨和腓骨分别位于距骨的两侧。

以上两种分型可分析临床上绝大多数的踝关节脱位病例，对于罕见的病例尚缺乏有效的分型方法。许多学者通过报道分型外罕见的病例，来进一步完善踝关节脱位的分型。

### （二）损伤机制

由于稳定踝关节的解剖结构非常牢固，并且韧带结构和踝穴的生物力学效应较骨性结构更为牢固，因此绝大部分的踝关节脱位都伴有骨折。临床上一般将脱位和骨折并称为踝关节损伤或踝关节骨折脱位。

足跖屈时，施加内翻的力量容易导致踝关节脱位，足极度跖屈时甚至可导致不伴骨折的单纯踝关节脱位。Fernandes 通过尸体实验证实了这一观点，并观察到距腓前韧带和跟腓韧带的前外侧部分撕裂，由此推测一旦发生踝关节脱位，在跟腱的拉动下距骨和足会发生后移，这也是后脱位多见的原因之一。Nusem 等进一步提出足跖屈时，同时施加内翻和轴向的力量也容易导致踝关节脱位。

对于足跖屈时出现踝关节不稳定的机制，Rasmussen 认为是由距骨的解剖形状造成的。由于容纳于踝穴中的距骨体部分较窄，因此跖屈时距骨体更容易从踝穴中滑脱。

此外，足跖屈时前方关节囊和除距腓后韧带以外的所有韧带均被拉长，受到的应力增加，因此施加内外翻和轴向的暴力时更容易撕裂。正是由于骨性结构和软组织结构这两个方面生物力学机制的作用，使得足跖屈时施加暴力容易发生踝关节脱位。

内翻暴力导致前外侧关节囊，距腓前韧带、跟，腓韧带撕裂，距骨上升、倾斜，发生后内侧脱位。相似的是，外翻暴力导致内侧关节囊、距胫韧带撕裂，发生外侧脱位。由后向前的暴力导致前脱位；由前向后的暴力导致后脱位；轴向暴力导致向上暴裂性脱位。

## 二、踝关节脱位的临床表现和诊治

踝关节脱位多由高能量损伤引起，患者临床表现明显，外伤病史结合查体及影像学检查诊断一般无困难。

### （一）症状和体征

患者主述外伤后出现踝关节剧烈疼痛，行走障碍。体格检查可见踝部明显畸形、肿胀、淤斑、压痛，踝关节活动受限。

## （二）X 线检查

因为某些踝关节脱位可发生自行复位，所以伤后需要即刻行 X 线检查，根据 X 线表现一般可获得明确的诊断。X 线片也可明确显示伴有的骨折。有经验的医生根据损伤的机制和脱位的类型可判断出韧带的断裂，可做 MRI 确诊并判断韧带断裂的程度和类型。由于踝关节脱位常有踝关节周围韧带的断裂情况，故可合并距骨、跟骨、足舟骨的不全脱位，仅靠损伤即刻的 X 线片难以诊断而易导致漏诊，应在复位后拍摄应力位 X 线片明确诊断。必要时行踝部 CT 检查。

## （三）并发症

踝关节脱位的并发症较少见。早期并发症有神经、血管损伤，如足背动脉损伤，胫神经、腓肠神经、皮神经损伤等。

踝部中等程度的肿胀需注意，很可能伴有血管损伤，但胫前动脉和足背动脉损伤较少见，因此不能根据动脉搏动来判断血供。而某些非常严重的神经血管损伤及严重的骨筋膜综合征则可能导致截肢。

晚期并发症可有踝关节 5°～ 10° 背伸活动的丧失，关节僵直，退行性关节炎，踝关节不稳，关节囊钙化等。有报道称 25% 的患者出现退行性关节炎，特别是开放性脱位和复位后经足底行钢针固定的患者，而老年患者的并发症更多、更严重，更需要重视。

## （四）治疗

1. 治疗原则

急诊复位，急诊或择期修复伴有的骨折和软组织断裂。

休息制动，短腿石膏固定足够长的时间，一般需固定 6 ～ 8 周。

康复锻炼，及早行功能锻炼，尽早恢复踝关节功能。

2. 具体治疗

1）手法复位

踝关节脱位通常有周围韧带的断裂，因此手法复位一般不难。

（1）复位时机

无论是开放性还是闭合性脱位，大部分学者建议即刻行闭合复位，石膏固定制动 6 ～ 8 周。

尽可能早期进行复位，早期复位无论是对患者症状的减轻，还是对并发症的预防和踝关节的功能康复，都有积极意义。因此，国外提倡急救车的随车医生能够对踝关节脱位进行适当的处理，如除去患肢的鞋袜、简单的手法复位，即使不能即刻复位，至少应将患肢放置在更好的体位上。

（2）操作要点

假如患者无全身并发症，应尽可能行全身麻醉以便使肌肉完全松弛。由助手扶好患者的下肢，并屈曲膝关节放松小腿三头肌。纵向牵引后，施加外力复位踝关节。施加的力量与造成骨折脱位的力学机制相反，手法复位之前应对骨折脱位的形状和造成骨折脱位的力学机制进行详细的分析，这是手法复位成功的重要因素。

以最常见的后脱位为例,牵引后背屈患足使距骨复位到踝穴中。最后用短腿石膏固定患肢。假如预判复位后踝关节不稳定,可经足底打入钢针临时固定或暂时以石膏固定,择期行手术治疗。

(3)复位需达到的要求

踝关节脱位的复位要求较高,应达到如下要求:①必须恢复踝穴的正常关系;②踝关节的负重线必须与小腿纵轴成直角;③关节面轮廓应尽量光滑,最好是达到解剖复位。

2)手术治疗

(1)适应证

踝关节脱位如发生以下情况可考虑手术处理:①手法复位后达不到上述要求,应适时行切开复位;②踝关节周围韧带发生严重的断裂;③腓骨后脱位至胫骨后方时,会给闭合复位造成一定的困难,有时需行手术复位;④手法复位后仍存在严重的神经血管并发症,需手术减压;⑤向上的暴裂性脱位。

(2)需注意的要点

手术力求踝穴的解剖复位,尽量避免腓骨短缩和踝穴的增宽。有学者认为,腓骨短缩会引起距骨外倾移位及关节紊乱的发生;踝穴的增宽会减少胫距关节接触面,增加关节面局部压力,这是晚期发生创伤性关节炎的主要原因。

距骨完全脱位,即距骨从踝穴完全脱出,手法复位失败时应行手术复位。

3)下胫腓关节分离并内、外踝骨折在踝部骨折中的治疗地位

Yablen 的临床及实验室研究证明了外踝骨折复位是踝关节骨折治疗的关键。Ramseyt 和 Yaklen 报道的踝部骨折后期需外科处理的病例中,多数是由于非手术治疗外固定不能最终维持复位位置致外踝移位、踝穴增宽而产生明显的踝关节不稳及疼痛。

踝关节骨折时,如踝穴的宽度没有纠正,则会导致残废。踝穴增宽的特点是距骨和腓骨向外侧移位,距骨和内踝之间出现一个空隙。在这个损伤中,内侧的内侧韧带可被撕裂或撕脱,或是发生外侧腓骨远端骨折,或是出现胫腓韧带撕脱。一般距骨向外移位 1 mm 能减少 20% ~ 40% 胫距关节负重面的作用,移位 5 mm 则能减少 80% 的作用。若不进行整复,将导致踝关节的退行性关节炎或创伤性关节炎。

多数学者认为用闭合性治疗方法较难恢复踝穴宽度,估计撕脱的内侧韧带末端可能被嵌入在内踝和距骨之间,这些嵌入物必须用手术移除,然后修复撕裂的内侧韧带和外踝骨折下胫腓关节分离。

目前认为下胫腓关节分离合并内、外踝骨折应行手术复位内固定,早期治疗优于后期治疗者,外踝应选用钢板固定,这样可矫正和预防腓骨的重叠和旋转,内踝骨折可用金属空心钉、可吸收螺钉或张力带钢丝等方法内固定,可预防骨不愈合,若有内侧韧带撕裂者,则要求手术修复。

下胫腓关节分离应行螺钉固定,螺钉位置很重要,最好在胫骨下端关节面上方 3 cm 内且与关节面平行,固定下胫腓关节的螺钉应在患足完全负重前取出,这样可防止螺钉弯曲或折断。

## 三、踝关节外侧不稳定及脱位

80% ～ 90% 踝关节损伤的患者可以通过非手术治疗的方法获得痊愈，但也有一小部分患者因在损伤的急性期没有得到正确的诊断及治疗而导致外踝关节反复扭伤，甚至在走平路时也可扭伤踝关节，同时伴有外踝关节的肿胀疼痛。

这些症状是由外踝韧带及关节囊撕裂后松弛所致，即外踝关节不稳定或外踝关节不稳定综合征。长期的踝关节不稳定可以导致关节软骨变性，最终导致骨关节病的发生。

### （一）损伤机制

踝关节韧带损伤中外侧副韧带损伤占 90%，急性踝关节外侧副韧带损伤患者中 10% ～ 30% 发展成慢性踝关节不稳定。踝关节外侧副韧带包括距腓前韧带、距腓后韧带和跟腓韧带。其中跟腓韧带主要阻止足内翻，间接限制距骨倾斜，它和跟距韧带共同维持跟距下关节的稳定性。距腓后韧带是三束韧带中最强的，能阻止距骨向后移位。距腓前韧带最弱，但它是防止内翻的主要韧带，距腓前韧带与踝关节外侧关节囊密切相连，也有学者认为距腓前韧带是关节囊的增厚部分，距腓前韧带损伤会出现足的跖屈、旋后及内旋。

距腓前韧带和跟腓韧带是外踝的主要平衡装置，距腓前韧带和跟腓韧带损伤是踝关节外侧不稳定的病理结构基础，距腓前韧带是踝关节韧带损伤中最为常见的韧带，常与跟腓韧带同时受损。踝关节跖屈时距腓前韧带受力最大，踝关节背伸时跟腓韧带受力最大。距腓前韧带在跖屈时与距骨长轴平行，被拉紧而张力增加，在内翻时起到首要的限制作用，故在内翻损伤中首先破裂。

有实验表明，切断距腓前韧带主要增加踝关节的内翻及内旋，进一步切断跟腓韧带则使踝关节不稳定性增加。Bahr 等证实单纯距腓前韧带损伤仅造成踝关节轻微松弛，这两个韧带同时损伤才会使踝关节松弛明显增加。

此外，距腓前韧带和跟距骨间韧带的联合损伤可导致踝关节在轴向负重的情况下产生前外旋转不稳定。因此虽然也有人报道切断距腓前韧带和跟腓韧带并不改变踝穴的 X 线表现，也不引起距骨明显内旋和内翻，但距腓前韧带和跟腓韧带在踝关节稳定中的重要性毋庸置疑。

关于踝关节外侧慢性不稳定的机制，有文献报道认为其本体感受器损伤是主要原因，但 Hin-termann 等研究了 148 例慢性踝关节不稳定病例，发现其中 86% 的患者踝关节存在距腓前韧带破裂或拉长，64% 存在跟腓韧带破裂或拉长。慢性踝关节不稳定的患者表现为反复损伤并伴有疼痛、压痛和外侧韧带处青肿。在两次损伤期间，大约 30% 的患者无症状，其余患者可表现为慢性外踝疼痛、压痛、肿胀或硬结，很难从事体育运动或军事活动。

在诊断急性和复发性踝关节扭伤时，不能说有恐惧、不稳定和打软腿的病史比体检或 X 线片更重要，但是不伴有打软腿的疼痛则不足以诊断为踝关节不稳定。踝关节扭伤会造成一系列疼痛性疾病，其中距骨软骨炎占踝关节疼痛病的 22%，外侧多于内侧；足球踝是踝关节疼痛的另一原因，可以采取切除撞击外生骨赘的方法进行治疗。其他原因，如踝关节退行性骨性关节炎、中足扭伤、软骨骨折、滑膜炎、距骨骨折和罕见的跗骨窦综合征，均可以采取手术治疗。

### （二）检查及诊断

踝关节外侧不稳定的患者多数伴有急性损伤史，之后频繁发生踝关节内翻扭伤，并有疼痛、压痛和外侧韧带处肿胀，但也有少数患者没有急性踝关节损伤史。

诊断本病时除应注意病史、体征外，还应注意某些体操、舞蹈及杂技演员这类人群踝关节较正常人群松弛的特点。

### （三）影像学检查

踝关节正位内翻应力位 X 线片异常是诊断本病的重要依据。正常踝关节的 X 线正位片显示为胫距关节内、外间隙等宽，而患踝间隙失常。

在髋关节、膝关节屈曲 90°，踝关节跖屈 30°，摄踝关节正位内翻应力片显示正常踝关节（胫距关节）间隙内、外侧等宽或外侧稍宽于内侧，在胫骨穹隆画一直线，距骨顶画一直线，两条直线相交于内侧形成一夹角，称为距骨倾斜角，此角正常为 0°～50°，多为 0°～10°。

关节囊对于关节的稳定也起着重要作用。踝关节的解剖特点形成了踝关节前外侧的解剖薄弱区，因此踝关节的内翻伤占踝关节损伤的 85% 左右，导致外踝韧带更易损伤。

X 线片常用以协助诊断踝关节不稳定。X 线片上的异常表现常与外踝剥脱性骨软骨炎、外踝损伤的证据或源于慢性不稳定的退行性变化紧密相连。

需要注意的是，慢性踝关节不稳定是否为退行性关节变化的原因尚无定论，根据内翻应力像和足前抽屉像可以做出不稳定的诊断。距骨向前方移位 3～6 mm 为半脱位。如果跗三角骨恰巧存在的话，脱位的距离更容易测量到。当双侧距骨倾斜的差是 5° 或 6° 时可以是正常的，而在 4%～5% 的人群中两侧距骨倾斜可以相差 19°，正常的踝穴开门范围可以达到 29°，这意味着外侧踝关节不稳定的 X 线诊断是非常不可靠的，同理，距骨向前半脱位的 X 线片表现也是不可靠的。

此外，在通过 X 线或体检而得出的不稳定与自述功能性不稳定患者中，只有 40% 存在踝关节不稳定的症状，而大约同样比例的有症状患者的 X 线片是正常的。

毛宾尧认为体格检查比 X 线片更准确，而病史作为诊断的主要依据已被广为接受，打软腿似乎是可显示的不稳定的原因而不是结果。在打软腿的病例中，不稳定不一定显示出来，即所谓"稳定的不稳定"。距骨倾斜角在正常关节中可为 25°，其中大约一半发生在胫腓关节，两者是不同的，均不能在内翻应力下表现出来。距下关节控制的活动可能对于维持身体在体育活动中的平衡起到重要的作用，维持其稳定的韧带，即跟腓韧带和距跟韧带受损以后可能受累而发生不稳定。毛宾尧认为距骨倾斜角的正常范围 0°～50° 的范围太大，缺乏临床意义，X 线片显示距骨倾斜，还要结合体检和应力位 X 线片结果才有意义。

目前对于韧带损伤，MRI 是最直接和诊断最明确的方法之一，对于诊断不明确或需手术的患者，建议行踝关节的 MRI 检查。

### （四）治疗方法

踝关节不稳定可采用腓骨肌力量锻炼、感应电疗法、矫形鞋、T 形绷带、护踝或在运动前用绷带包扎等保守疗法，如保守治疗方法失败，则建议行手术治疗。大多数手术选择的部位为全部或部分腓骨短肌，其他情况手术选择的部位为腓骨长肌、跟腱、跖肌筋膜、阔筋膜与腓骨外肌、真皮、前胫腓韧带或骨膜瓣。

晚期行直接缝合术并用跟腓韧带重建距腓前韧带，可行关节囊紧缩术并腓骨短肌前移术，将肌腱短缩并缝回到腓骨、紧缩存留韧带及应用人工肌腱，人工肌腱具有保留距下关节活动度的优点。目前已有 50 多种治疗外踝不稳定的手术方法。到目前为止，所有手术的目的均在于纠正机械不稳定。

周捷等在 10 年共治疗了 15 例慢性踝关节不稳定患者，采用距腓前韧带紧缩缝合，跟腓韧带抽紧缝合，术后所有患者均可参加原来参训的体育项目，外踝关节扭伤症状消失，踝关节功能恢复正常。美国学者曾比较了几种外踝韧带重建术的效果。将 40 例尸体平均分为 5 组：①韧带完整组；②切断距腓前韧带和跟腓韧带组；③采用 Chrisman-Snook 手术组；④采用 Watson-Jones 手术组；⑤采用改良的 Brostrom 手术组。所有尸体的踝关节都做了前抽屉试验及踝内翻应力试验，拍摄了踝关节应力位正、侧位 X 线片。结果表明 Brostrom 手术组较另外两个手术组的距骨前移位和距骨倾斜角较少，另外两个手术组间无差别。所有手术组与第 2 组相比，均有明显的限制踝关节过度内翻及距骨前移的作用。

Baumhant 调查分析了诸多踝关节损伤的因素，认为踝部肌肉力量不平衡是踝关节受伤的重要因素之一。因此患者术后除了应恢复踝关节的活动范围以外，还应加强踝背伸及跖屈力量的练习，以恢复踝关节的稳定性。

距下关节不稳定可见于 10% ~ 23% 的踝关节不稳定的患者，用改良的 Watson-Jones 手术、Elmslie 手术或 Chrisman-Snook 手术可以治愈。距下关节有可能因创伤后粘连而使活动受限。其他不稳定的原因可能是腓侧无力或撕裂和胫腓关节分离，大约占急性踝关节扭伤的10%。

各种肌腱固定术据报道可获得 80% ~ 95% 的优良率。到目前为止应用最广泛的是用腓骨短肌的 Watson-Jones 手术，其优良率为 80% ~ 93%。应用于一半腓骨短肌的 Chrisman-Snook 方法，其优良率为 82%。仅应用腓骨短肌作为唯一肌腱的 Evans 手术优良率为 85%。

肌腱固定术伴有许多问题，应予注意，如皮肤瘢痕较长，为 12 ~ 20 cm，大部分手术复杂、愈合时间延长、解剖结构不能得到恢复。腓骨肌力量会削弱，不能对儿童施行这些手术。在 Chrisman-Snook 手术中，腓肠神经损伤的发生率较高，为 33%，而且有皮肤坏死和瘢痕触击痛。所有肌腱固定手术均限制距下关节活动，活动度从 45° ~ 50° 减少到 10° ~ 30°。

Watson-Jones 手术使踝内翻受限将随时间的流逝而改善。还有 60% 以上的患者会出现迟发性骨性关节炎、术后距骨不稳定、距下关节不稳定等。可见，以外侧肌腱固定进行重建，少数可导致术后踝关节和距下关节发生异常。因此近期有学者建议行前外侧关节囊韧带复合体单纯紧缩术和伸趾短肌筋膜附着术，并将此肌肉向近侧移位，这样操作手术切口小，不干扰踝关节的正常解剖，而且远期效果良好。

在距腓前韧带断裂的病例中，踝关节囊也同时断裂，因此手术应同时修补距腓前韧带和关节囊。有研究表明取 1/2 腓骨短肌腱再造外踝韧带，不会影响踝部肌肉的力量。但手术操作复杂，易发生腓肠神经及腓浅神经损伤、伤口不易愈合、骨隧道易被打破等。

近来有学者报道了采用软组织修补的方法治疗外踝不稳定。Lassus 等对 20 例踝关节不稳定患者采用重建跟腓韧带、距腓前韧带方法治疗，对部分患者还修复了距腓后韧带，术后踝关节获得了良好的稳定性，部分患者恢复了正常活动功能。可见，有效地重建距腓前韧带和跟腓韧带，是成功治疗外侧踝关节不稳定的关键。

对于慢性踝关节外侧不稳定的治疗，应当在有症状时首先考虑非手术治疗。女性患者的症状可以通过降低和增宽鞋跟来减轻。在不平的路上，行走或行重体力活动之前，绑上束带或护踝也可缓解症状。

在体育活动中，穿高帮运动鞋和用护带束踝均可缓解慢性不稳定者的症状。肌肉力量锻炼有时也可避免施行重建手术。如果存在有持续的疼痛和不稳定时，可以考虑手术重建外侧韧带。以下简要介绍几种常用的重建韧带手术方法。

1. 改良 Watson-Jones 法

行外侧切口，自腓骨前缘中下 1/3 向下至外踝尖弧形向前至其前方 5 cm 止，尽量显露近侧腓骨肌腱鞘，将腓骨短肌腱与肌腹锐性分开，切断肌腱，将肌腱残端近侧与腓骨长肌腱缝合，向远侧游离腓骨短肌腱同时不损伤腓侧支持带。在外踝尖近侧 2.5 cm 处贯通一由前后向、斜行的骨隧道，再于距骨颈外侧距腓关节前方顺小腿纵轴开通第 2 条骨隧道，将腓骨短肌腱自后方穿过第 1 条隧道，再从下方穿过第 2 条隧道，在外踝切开骨膜将肌腱展平后穿至外踝后下方与自身及骨膜缝合，然后在外侧亦将骨膜与肌腱缝合。短腿石膏托固定 8 周，术后 2～3 周允许行走或负重。

2. Evans 法

显露及分离切断腓骨短肌腱的方法同改良 Watson-Jones 法一样，自腓骨尖向近侧后方 3.2 cm 处开通一斜行隧道，将腓骨肌腱自下方穿入上方拉出抽紧，并将肌腱于隧道两端与邻近组织缝合。术后处理与改良 Watson-Jones 法相同。

3. Chrisman-Snook 法

沿腓骨肌腱行一长弧行切口，显露出腱腹交界及第 5 跖骨基底，分开腓骨后侧肌腱表面的韧带，游离并保护腓肠神经，牵开腓骨长肌腱，纵行劈开腓骨短肌并切取全长，于胫距关节水平或稍高处在外踝上自前向后开一直径为 0.6～0.9 cm 的隧道，将肌腱穿过，将踝置于中立位、足轻度内旋。在隧道的前口处，将肌腱与相邻的韧带组织缝合，这一部分代替距腓前韧带，将肌腱余下的部分自腓骨长肌腱表面经过，防止肌腱脱位，显露跟骨外侧，相距 1.5 cm 打两个骨孔，将肌腱自后向前穿出，在两小孔处将肌腱与邻近组织缝合，肌腱的这一部分可以代替跟腓韧带。根据肌腱的长短，肌腱尾端可以选择固定于跟骨内侧、第 5 跖骨基底或是缝合于腓骨隧道的前方。术后行石膏固定 8 周，弹性支具应用 4 个月，建议 6 个月内将跟骨外侧垫高或穿矫形鞋。

4. 改良 Brostrom 法

沿着外踝下缘弧形切开直至腓骨肌腱，分离结扎小隐静脉并避免损伤背侧皮神经和腓骨肌腱表面的腓肠神经，鉴别伸肌支持带的外侧部分。沿着腓骨前缘切开，保留 3～4 mm，以便缝合。鉴别削弱变薄的距腓前韧带。找到跟腓韧带，其已变薄或自腓骨下撕脱，自跟骨上撕裂则更常见，这使得韧带修复变得困难。检查距腓和胫距关节内是否有游离体、软组织卷入和关节损伤，如创伤性软骨炎性碎片等。

将踝关节置于外翻位，足置于外旋外展位，并让助手维持此姿势直到手术结束，清理多余的跟腓和距腓前韧带，用不可吸收线进行端端缝合，或在骨骼上钻洞固定。通过前抽屉试验和距骨倾斜试验来轻柔地检查踝关节的稳定性。使踝关节进行全程的屈伸活动，以确保韧带缝合不会给踝关节活动带来影响。将前述的支持带拉到腓骨远端并缝合，以限制踝内旋并稳定距下关节。此时应当限制足的内旋和内收。

再通过充分屈伸踝关节来检查背侧倾斜和距骨倾斜。如果哪条韧带有撕脱的小骨片，则可能在小骨片与腓骨肌腱之间存在不稳定。如果小骨片较大，则应清理骨面并固定，否则可以置于原位或切除。缝合伤口后以前后石膏托固定虽然手术方法较多，但具体到每一病例应采取何种方式，还需结合患者具体情况以及术者的经验而定。

## 四、踝关节内侧韧带损伤及脱位

### （一）踝关节内侧韧带作用

1. 概述

踝关节内侧韧带又称内侧韧带，有深、浅两部分。韧带起于胫骨内踝，向下方延伸。

（1）内侧韧带浅层

纤维呈三角形，附着于内踝前丘部，其远端止于足舟骨、弹簧韧带、载距突，少部分止于距骨，浅层的前部纤维远侧止于足舟骨，又称胫舟韧带。浅层的中部纤维，自胫骨内踝起点出发后，几乎垂直而下，非常牢固地附着于跟骨载距突，称为胫跟韧带。浅层的后部纤维向后止于距骨内侧结节，称为后胫距韧带。

（2）内侧韧带深层

内侧韧带深层又称前胫距韧带，主要起于内踝后丘部及前后丘部间沟，止于距骨滑车面的胫侧缘。内侧韧带深层极粗大，深层纤维由起点至止点的方向较水平，可限制距骨的侧向移位。

2. 内侧韧带的作用

内侧韧带对踝关节起稳定作用。Donnin认为内侧韧带断裂后能自然维持韧带位置。Yablon指出，切断内侧韧带踝关节不会出现不稳定的情况。

（1）内侧韧带浅层

内侧韧带浅层有三束，主要按矢状面排列，抵抗距骨外展，但不能防止距骨在水平面的外移和外旋。内侧韧带浅层部分和全部撕裂极少影响踝关节的稳定性。

（2）内侧韧带深层

内侧韧带深层从内踝起，比较水平地向外行，止于距骨内面。但在实验切断内侧韧带深层时，在应力下距骨无明显外移和外旋。因腓骨远端及下胫腓联合是完整的，故阻止了距骨的移位。若内踝和腓骨的骨折，且内踝间隙增宽，提示伴有内侧韧带的深层断裂，外翻应力试验可证实这一点。说明内侧韧带的浅层（内踝前丘）附着点和内侧韧带深层破裂，在外踝用钢板坚强固定后，外翻应力不再引起内踝间隙增宽。

据陆宸照等利用尸体标本实验证明，内侧韧带浅层断裂，踝关节稳定性不受影响。若同时伴有部分深层断裂时，距骨即出现不稳定倾斜。随着深层损伤范围增加，踝关节不稳定程度逐渐加重，但距骨无侧向移位。然而，若内侧韧带的浅层、深层和下胫腓联合韧带发生完全断裂，或出现外踝骨折时，距骨可向外移位，踝穴内侧间隙增宽，踝关节将极度不稳定。

踝关节的稳定性由内侧结构、外侧结构和下胫腓联合等因素共同维持。内侧韧带等内侧结构损伤被认为是踝关节骨折出现距骨向外侧半脱位的先决条件，特别是内侧韧带深层破裂，可明显改变胫距接触面和压力分布，增加距骨在跖屈位时的外旋角度。但出现距骨脱位时还必须伴有下胫腓联合分离或外踝骨折。踝关节旋后外旋骨折时，由于内外踝已经断裂，因此距骨的稳定性完全丧失，即使在内踝固定后，距骨向外移位也仅是减小。

生物力学的研究提示踝关节内侧结构对维持踝关节稳定性起到最重要的作用。Burns 等通过尸体实验对胫距关节的动力学进行研究，结果表明，完全切断下胫腓联合韧带后，如内侧结构完整，则下胫腓联合仅轻微增宽，胫距接触面积及其峰值压力均无明显变化，但内侧韧带的张力随下胫腓联合的切断明显增加；若同时切断内侧韧带，则下胫腓联合明显增宽，胫距关节接触面积减少 39%，关节峰值压力增加 42%。这一研究结果十分重要，为修复稳定结构找到了目标。

Close 实验证明，下胫腓联合切断，不影响内外踝之间距离，在所有下胫腓联合前、后韧带及骨间韧带、骨间膜切断后，两踝之间距离也仅略有增加，除非同时切断内侧韧带，才能出现下胫腓联合分离。因此，外踝骨折或下胫腓联合韧带断裂时，只有在内侧韧带深层断裂后才出现明显的踝关节不稳定，故内侧韧带是控制踝关节距骨稳定的重要结构，也是下胫腓联合的稳定装置。

### （二）踝关节内侧韧带损伤、脱位机制及相关检查

内侧韧带撕裂和内踝撕脱骨折，系由同一损伤机制造成，仅是不同表现而已。两者均可伴有腓骨骨折及下胫腓联合损伤。但两者也有不同之处，如内外踝同时骨折，则双踝与距骨之间关系不变，踝穴宽窄度不变。

在内侧韧带及外踝骨折时，距骨和外踝向外移位，内踝因未骨折留在原位。故内踝与距骨之间的间隙增宽，踝穴也随之扩大，可有胫后肌腱嵌入内踝与距骨间。虽然单纯缝合内侧韧带可暂时维持腓骨的复位，但腓骨骨折片可很快再移位。

1. 损伤机制

常因遭受张力撕脱，见于旋前外展或旋前外旋型损伤。上述两种类型的 Ⅰ 度损伤，即可能有内侧韧带损伤。此种损伤往往伴有腓骨骨折及下胫腓联合损伤。故内侧韧带损伤必是上述两种类型的 Ⅱ 度以上损伤的组成部分。在旋后外旋损伤中，也可有内侧韧带损伤。在此类型损伤中，先产生下胫腓联合前韧带损伤，后为腓骨骨折，再次是下胫腓联合后韧带撕裂，最后是内侧韧带损伤。

因此在 X 线片上显示外踝在下胫腓联合附近的螺旋形骨折时，即应怀疑有内侧韧带损伤。但必须指出，踝关节外侧韧带断裂，即距腓前韧带及跟腓韧带断裂后，如果伤力继续，距骨发生极度倾斜时，可损伤内侧韧带，临床上经常会误诊或漏诊。

2. 体格检查

凡是内侧韧带损伤，踝关节内侧有明显肿胀，其中心在内踝尖端，而在肿胀的下方，相当于跟骨的内侧，会造成明显的凹陷。压痛位于内踝尖端或其下，但因单纯的内侧韧带损伤非常少，故内侧韧带损伤常伴有并发其他损伤的体征。伴下胫腓联合分离者，该联合亦有肿

胀及压痛点。在旋前或旋后外旋损伤时，腓骨骨折部位有压痛；当严重外侧韧带损伤伴内侧韧带损伤时，踝关节外侧亦有明显肿胀及压痛。

　　3. 影像学检查

　　（1）常规摄片

　　常规正位侧位片及踝穴摄片，注意距骨向外移位，内侧间隙增宽。如距骨明显向外移位，踝关节内侧间隙大于 3 mm，可能为内侧韧带断裂，如果内侧间隙大于 4 mm，可确定内侧韧带断裂。单纯下胫腓联合分离者，不会产生距骨向外移位。

　　（2）伴腓骨骨折的内侧韧带损伤

　　X 线片如果显示腓骨出现斜形或螺旋形骨折，或外踝螺旋形骨折，并伴有踝关节内侧肿胀压痛病例，虽然 X 线片显示踝关节内侧间隙正常，亦要想到内侧韧带存在损伤的可能。如在应力位摄片，就可能显示距骨向外移位，踝关节内侧间隙增宽。

　　（3）伴下胫腓联合分离的内侧韧带损伤

　　有些病例虽然无骨折，但伴有下胫腓联合分离，踝穴片显示踝关节内侧间隙正常，而踝关节内侧肿胀及压痛者，也应在应力位摄片。X 线片可显示距骨外移，踝关节内侧间隙增宽，即证明内侧韧带损伤。

　　（4）伴内踝骨折的内侧韧带损伤

　　在旋后外旋型骨折中，有部分病例既有内踝骨折，又有内侧韧带损伤。其特征是内踝前丘部骨折，骨折线在踝关节平面以下，后丘部仍和胫骨相连，距骨向外移位。因为内侧韧带深层起于内踝后丘部及丘部间沟，止于距骨体内侧，主要功能是阻止距骨向外移位。故内踝前丘部骨折时，如内侧韧带完整，距骨不会向外移位。仅在下胫腓联合分离或外踝骨折合并内侧韧带损伤时，才有可能发生距骨向外移位。

　　（5）应力位摄片检查

　　应力位摄片，是指踝关节在内翻或外翻应力下摄片。此项检查非常重要，可以揭示在一般 X 线片上的假阳性。摄片时应在受伤部位注射普鲁卡因或利多卡因镇痛，必要时与健侧对比。

　　正常踝关节在外翻或内翻应力位时，距骨倾斜角很小，一般小于 5°，倾斜度大于 5° 视为异常。胫骨内踝关节面与距骨间隙大于 3 mm 亦为不正常表现。单纯内侧韧带损伤较少见，内踝与距骨间隙增宽表示内侧韧带损伤，应同时考虑下胫腓联合分离或同时伴腓骨骨折。如果外翻应力位摄片距骨倾斜角大于 10°，则认为内侧韧带损伤。距骨倾斜同时伴有距骨向外移位，说明伴下胫腓联合分离。

　　（6）踝关节 MRI 检查

　　MRI 检查对踝关节韧带损伤具有一定意义。相对于常规的 X 线和 CT 检查来说，MRI 可直接显示踝关节韧带，韧带的撕裂可表现为增厚、回缩、变细或不连续，而且其信号密度通常是增高的。

　　距腓前韧带的正常解剖和病理改变在横断面或斜向 $T_2$ 加权像、脂肪抑制 $T_2$ 加权像和磁共振关节造影时显示较佳。在外侧副韧带远端水平，距腓前韧带是一个显著的低信号带，2 ~ 3 mm 宽，位于内前方，延伸至距骨附着点。与距舟关节垂直的斜向横断面可用于显示距腓前韧带，且更平行于所切平面。

急性撕裂伤可伴有部分韧带撕裂、韧带松弛或完全韧带缺如。$T_2$ 加权像及脂肪抑制图像能明确地显示高信号的液体或出血的部位，距腓前韧带的撕裂常伴有关节囊的撕裂和关节液流入前外侧软组织内。跟腓韧带合并距腓前韧带损伤，在外踝的远端或通过该平面的冠状面或横断面的成像最佳。后斜向（前上后下）横断面成像或跖屈横断面成像也能显示跟腓韧带。横断面显示跟腓韧带在腓侧肌腱和跟骨外侧面之间（前内至腓侧肌腱）。

正常的跟腓韧带厚 2 ～ 3 mm，表现为带索状的低信号。内侧韧带的浅表部和深部在横断面上显示较清楚。在这些图像中，内侧副韧带的损伤常表现为炎症或肿胀，而没有韧带撕裂。正常的胫距韧带表现为分散的纤维索中间填充脂肪组织，在 $T_1$ 加权像上不能将这一表现误认为是韧带撕裂。大多数内侧韧带损伤为韧带扭伤，在 $T_2$ 加权像或 STIR 像上呈不定型的高信号。

### （三）踝关节内侧韧带损伤及脱位治疗方法

单纯的内侧韧带损伤非常少，常伴有并发其他损伤，所以治疗因根据踝关节损伤的类型和程度来决定治疗方案。单纯的内侧韧带损伤保守治疗即可，一般使用弹力绷带、支具或石膏固定。如果内侧韧带的损伤及脱位影响踝关节的稳定性，就应当考虑手术修补或行骨折的切开复位内固定手术。

内侧韧带修补手术：手术时，先于踝关节内外侧分别做切口，显露损伤组织，但要先将缝线贯穿于内侧韧带的两断端，暂不打结扎紧。注意内侧韧带可从内踝撕裂，也可从距骨上撕脱，或韧带本身断裂。修补时在内踝或距骨外钻孔，缝线穿过骨隧道，以便修复韧带。然后行外侧切口固定腓骨或外踝，根据骨折类型选用不同的内固定物，最后结扎、修复内侧韧带的缝线。如在固定腓骨后再缝内侧韧带，因距骨已复位，缝合会相当困难。相反应先穿好内侧韧带两端断缝线，则操作容易。因距骨尚未复位，操作区域较大，当然在外踝未固定前不宜结扎缝线，不然容易撕脱，亦不能收紧韧带断端。在治疗内踝前丘部骨折伴距骨移位病例时，要注意是否有内侧韧带深层断裂。此种病例单纯固定前丘部，并不能恢复关节内侧间隙。因此应在螺钉固定内踝前丘部时，同时修补内侧韧带深层。

内侧韧带损伤伴内踝骨折或内踝骨折伴脱位的治疗与踝部骨折相同。

## 五、距下关节不稳及脱位

距下关节是保持足部稳定的枢轴，承受并传导人体体重，是后足的力学中心。其关节囊菲薄，主要依靠韧带的力量和关节面之间的咬合作用来维持稳定。

由于对内翻造成的单纯距下关节韧带损伤认识不足，在临床上易被误诊或有很多遗留距下关节损伤的病例，造成后期距下关节不稳的发生，也是许多急慢性踝关节韧带损伤行修补或重建手术失败的原因之一。

### （一）距下关节稳定的解剖学基础

在正常情况下，由于距跟骨上下相叠 3 个接触面（关节面）狭小，巨大的距骨和跟骨体与其间小小的关节面相比，其不稳定性可想而知。事实上，距下关节的稳定性凭借着解剖学和功能学上的特点，相当可靠。

## 1. 关节面鞍状镶嵌的稳定作用

距下关节由位于距骨与跟骨之间的 3 个关节组成，并与踝关节共同构成了后足的基本功能单位，同时对全足的活动也起着重要的调节作用。距下关节分为距下后、中和前 3 个小关节，距下中关节可能缺如或与距下前关节相融。

每一个小关节多各自独立，但又共有一关节活动轴，围绕此轴，距下关节可以完成内翻、外翻、跖屈、背伸、内收、外展的运动。

距下后关节为顶高两侧翼低的 A 形鞍状关节，面积最大，其后方高、前方略低。关节轴偏内侧、跖倾。距下前关节为 V 形鞍状关节，比后关节小，关节面略平。越向前内，关节面越趋平。距下中关节比后、前关节低且浅，起过渡作用。

距下前、中关节的轴偏于足纵轴的内下方，与后关节轴一致。故距下关节面虽然狭小，但由于三副小关节面的特殊鞍状镶嵌为补充的稳定机制，使本来容易左右摇摆不稳的关节对合趋于牢稳。

## 2. 关节周围韧带的约束作用

距下关节的稳定性除了上述骨性关节面咬合的内稳定机制外，关节周围韧带在其外稳定性方面也起到了关键的作用。其中跟腓韧带、距跟前韧带和距跟骨间韧带对距下关节的稳定作用较为重要。

（1）跟腓韧带

跟腓韧带呈 30° 向内后远侧走行，与后距下关节面接近垂直，长为（31.3±4.2）mm，宽为（4.3±0.3）mm，厚为（2.3±0.4）mm。Beliron 等通过对尸体及健康志愿者的足部 MRI 影像学检查发现，跟腓韧带走行较为垂直，该韧带冠状面显示最好，在足跖屈时，横断面时也可见到该韧带。1998 年 Martin 研究发现切断跟腓韧带后，在距下关节内翻加载时，颈韧带的延伸长度较切断前增加约 0.3 mm，证明了跟腓韧带有限制距下关节内翻的作用。在模拟生理轴向加载时足有背伸外翻倾向，随加载的增大，跟腓韧带并不紧张，呈松弛状态，允许跟骨做旋后运动，当跟骨旋后时韧带呈垂直紧张状态，当足过度内翻时，此韧带可损伤或破裂。

（2）距跟前韧带

距跟前韧带是一强韧而具有弹性的韧带。平均长为 19.6 mm，宽为 11.6 mm，厚为 2.8 mm。此韧带完全位于跗骨窦内，但居于关节囊外，与水平面夹角为 45°，起于距骨头的前下部，跟舟外侧韧带的前方，利距腓前韧带的后方，抵达跟骨的前外侧颈嵴。目前，大多数试验都支持距跟前韧带有限制跟骨移动、内旋和外旋，并控制内翻的作用。

（3）距跟骨间韧带

距跟骨间韧带是距跟两骨之间最强韧带之一。该韧带位于下肢力线的延长线上，距下关节运动的中轴部，对维持距骨与跟骨的紧密吻合、防止骨移位、维持距下关节在多个方向上运动稳定性方面具有重要作用。

该韧带短而粗韧，位于距跟前后关节之间的跗骨管内，距下关节运动轴下方，其跟骨面平均宽为 40 mm，厚约为 5.62 mm；距骨面平均宽为 17.13 mm，厚为 5.36 mm，在冠状面上该韧带与跗骨窦方向平均呈 45°，其走行方向由后内斜、向前外通过跗骨管。

Tochigi 等研究发现单纯切断距腓前韧带，距下关节和踝关节的活动度无明显增加，但若同时切断距腓前韧带和距跟骨间韧带，则引起踝关节内收活动和距下关节内翻活动显著增加，造成踝关节和距下关节在生理负重情况下前外侧旋转不稳定。

这是因为距跟骨间韧带位于距下关节的中间，与距下关节运动轴垂直，可限制距下关节的旋转和滑移。Adam 将距跟前韧带比喻成距下关节的稳定器，在限制距下关节内翻的同时维持距骨与跟骨的相对空间位置。Yuki 等研究发现，在切断距跟骨间韧带的情况下，距骨与跟骨之间的活动在各个方向上均有明显增加，减弱了距下关节运动轴的限制作用，进而导致距下关节失稳。

对于上述韧带结构，大多数学者在解剖位置上已经取得了较一致的看法，但对于各韧带在距下关节稳定中的生物力学作用尚存在分歧。未来将着重研究各韧带详细的力学特性、在稳定关节中所占比重的大小以及关节运动中韧带所受张力的动态变化等。

## （二）距下关节不稳及脱位的损伤机制

多种暴力因素都可以导致距下关节不稳，其中多数学者认为内翻应力是导致距下关节韧带损伤的主要伤力。在内翻应力下，距下关节在矢状面所处的位置将决定哪些韧带受损。例如，跖屈 - 内翻应力首先伤及距腓前韧带，而背伸 - 内翻伤力则首先伤及跟腓韧带。Pisarii 等发现 "甩鞭样" 伤力可以损伤距跟骨间韧带。"甩鞭样" 伤力通常出现在急停过程中，此时跟骨已停止运动，但距骨由于惯性仍向前滑动，从而造成距跟骨间韧带的损伤，这类损伤在运动员中较为常见。另外，较严重的踝关节扭伤通常会损伤踝外侧韧带复合体，进而导致慢性踝关节不稳。

## （三）距下关节不稳及脱位的检查和诊断

临床上所遇到的距下关节不稳及脱位的患者通常都有急、慢性踝关节扭伤史，这类患者多以踝关节不稳前来就诊，并常有在夜间或在不平路面上行走困难的主诉。

检查时患者常感到跗骨窦区疼痛，容易被误诊为跗骨窦综合征。这就需要临床医生不仅能够区分踝关节不稳与距下关节不稳，还需要与跗骨窦综合征、腓骨肌无力、足本体感觉障碍等疾病进行鉴别。

### 1. 体格检查

临床上遇到的较严重的急性踝关节扭伤的患者，踝关节外侧一般都有淤血、肿胀和痛觉过敏，患者通常会准确地描述出受伤时踝关节的内翻情况。

如果就诊延迟则仅表现为外踝轻度肿胀及跗骨窦区疼痛，有时会出现轻度的踝关节僵硬。仔细检查可以发现距下关节内旋角度增大和跟骨向前移位增加。

Yuki 等在实验中设定足的前方为 0，外侧为 90°，后方为 180°，内侧为 270°，之后测量距骨在各个方向上的位移。在切断距跟骨间韧带后，距骨在 120° ~ 300° 方向上位移最多。因此，Yuki 认为当怀疑有距跟骨间韧带损伤时，检查距下关节的稳定性应主要做此方向的 "抽屉" 试验。此方向对应的骨标记就是从外踝的后方斜向内踝的中部。

Thermann 等认为距下关节不稳主要是旋转不稳定，他提出了一种检查方法并将其应用于临床。患者取仰卧位，抬高患肢，检查者一手握住患足，使足背伸约 10°，另一手握住足跟并施以内翻、内旋应力，检查者可以感觉到跟骨向内侧移动并且距下关节的关节间隙增大。对于阳性患者，Thermann 又施以外侧韧带重建手术，术后患者感觉及影像学检查均较术前有明显好转。

2. 影像学检查

（1）X 线片

所有损伤均应常规拍摄 X 线片，可观察有无骨折及骨间隙改变。距下后关节低平、增生、骨赘形成，提示距下关节不稳。

Broden 提出了可摄距下关节应力位片，并认为距下关节损伤时可显示距骨与跟骨之间的关节线不平行和距下后关节面张开。在随后的研究中发现，Borden 应力片所观察到的距下关节是不准确的。主要原因有：①应力位片是一维平面片，而距下关节是三维立体关节；②距下关节本身具有的复杂的关节外形；③在拍摄应力位片时操作人员施加的应力不一致。X 线侧位观对距下关节的后期稳定性观察具有重要意义。

（2）CT 检查

目前通过大量的临床试验发现，Broden 的应力片检查结果和 CT 结果明显不一致。研究结果表明，无论是健侧，还是患侧，在 CT 中所观察到的距骨倾斜角均较应力位片中的明显增大，其中健侧平均增加 4°～12°，患侧平均增加 6°～18°。另外还发现，在大多数 CT 影像的后外侧关节窗中未发现距骨倾斜。因此目前认为，在应力位片中所观察到的距骨倾斜角的增加仅是由距下关节本身固有的旋转和移位造成的，与损伤无直接关系。

（3）MRI 检查

MRI 在踝关节及距下关节韧带损伤的诊断中具有独特的价值，Free 等研究发现体格检查在Ⅲ度韧带损伤中的准确率达 100%，Ⅱ度损伤中为 25%。

Hockenbury 等发现原先诊断为跗骨窦综合征或腱鞘囊肿的患者，均被 MRI 明确诊断为距跟骨间韧带断裂或踝关节外侧韧带断裂等，并在关节镜手术时被证实。Jarde 通过观察 46 例距下关节不稳的患者，发现 MRI 可以明确诊断出关节囊和韧带的病变。因此，目前 MRI 是诊断距下关节不稳或脱位最可靠的方法，而关节造影检查由于操作复杂，且为有创检查，同时诊断的可靠性差，在临床中已很少应用。

（4）关节镜检查

随着关节镜技术的发展，Parisien 首先开始将关节镜技术应用于距下关节，他应用前外侧、中间、后外侧三通道对距下关节疾病进行检查和治疗。Elgafy 分别对非创伤后及创伤后的距下关节不稳进行了距下关节镜检查和治疗，他们发现除了明确韧带损伤、滑膜病变及关节内粘连情况外，关节镜检查对关节面软骨损伤的诊断尤为有价值。而对于由距下关节不稳所引起的后期跗骨窦综合征的患者，距下关节镜检查也能使其诊断具体化，治疗只有具有针对性，才能减少创伤，提高疗效。

**（四）距下关节不稳的治疗及预防**

1. 急性距下关节不稳的治疗

急性损伤的治疗方法主要是非手术治疗，对于大多数急性损伤的患者，非手术治疗可以取得良好的效果。对运动员来说，主要分 3 期进行肢体的功能恢复。

（1）第 1 期

伤后前几天内为急性损伤期，治疗方式以休息、冷敷、制动、抬高为主。如果患者感到剧烈疼痛，可给予少许镇痛药，并用短夹板或石膏托将踝关节保持在中立位或稍背伸位。

（2）第 2 期

此期的主要目的是恢复踝关节的负重功能及增加踝关节的活动范围。开始时，患者在有支架保护的情况下进行踝关节的部分负重锻炼，当患者的症状减轻后，应鼓励患者尽快去掉支架进行全负重功能锻炼，但要避免频繁地跖屈及行走。

（3）第 3 期

在进一步恢复踝关节的活动范围的同时，主要恢复足的本体感觉功能。训练方法有斜坡行走训练、跳跃床、往返"8"字跑等。

2. 慢性距下关节不稳的治疗

过去多倾向于非手术治疗，但由于疗效不佳，目前多采用手术疗法，并对过去单纯修复、重建踝外侧韧带复合体的手术进行了改良。手术方法有以下几种：①直接缝合或修复损伤的韧带，有的还利用周边组织（关节囊、筋膜等）加强修复韧带。②利用自体组织，如 Larsen 应用整根腓骨短肌腱重建距腓前韧带和跟腓韧带，将腓骨短肌腱从前向后固定于腓骨和跟骨上，从而起到稳定踝 – 距下关节的作用，虽然没有恢复韧带的解剖结构，但仍具有较好的疗效。③利用异体替代物，主要是人工肌腱等重建韧带结构。后两种手术疗法又被称为韧带重建术。

Schmidt 等比较了这 3 种手术方法的优缺点，认为解剖修复不用牺牲其他有用组织，并且能很好恢复功能，手术操作相对简单，并发症少。而腱移植术和人工肌腱植入术后，患者的踝关节在内、外翻和内、外旋活动中有少许的功能丧失。但当韧带损伤严重不能解剖修复时，后两种手术仍不失为一种有效的治疗方法。

总之，维持距下关节稳定的结构很重要，包括骨的正常解剖、跟腓韧带、距跟前韧带、距跟骨间韧带、外侧伸肌下支持带等。内翻应力是主要伤力，而距下关节韧带常与踝关节外侧韧带损伤同时发生，也可单独存在，两者是一有机整体。诊断距下关节不稳定除了临床症状和体格检查外，还可采用距下关节应力位 X 线片、CT、MRI、关节镜及距下关节造影等检查手段，但对于应力位 X 线片的诊断价值依然存在质疑。一旦明确诊断，急性损伤非手术治疗可取得良好效果，慢性损伤多采取手术治疗。手术治疗时必须强调恢复踝关节外侧韧带及距下关节韧带及距下关节韧带的解剖连续性。

3. 距下关节不稳的预防

由于关节韧带损伤常发生于运动员中，反复损伤将明显加重关节不稳。曾有学者在足球运动员中进行了大规模的回顾性研究，发现穿戴护踝及高腰鞋的预防效果要优于胶带捆绑法。另外，腓骨肌、跟腱、足本体感受器的强化训练也可以减少关节韧带损伤，主要原因是经训练后的踝关节肌力增加、反应速度增快，能有效对抗瞬时内、外翻应力变化。

# 第四章　足踝部骨病

## 第一节　踇外翻

### 一、临床表现

踇外翻是指踇趾向外偏斜超过正常生理角度的一种足部畸形,是前足的常见疾病之一。一般认为踇趾向外偏斜超过 15° 就是踇外翻畸形。有的人踇趾外翻超过此角度而没有症状,而有的人踇趾外翻角度虽然不到 15°,却有踇囊部位的疼痛。踇趾外翻后,第 1 跖骨头内侧骨赘形成,与鞋面摩擦形成滑囊炎,称为踇囊炎。在第 1 跖骨头背侧突出并伴有滑囊炎者,又被称为背侧踇囊炎。踇外翻后常伴有足部其他部位的病变,如锤状趾、跖骨痛、小趾滑囊炎、扁平足等,更为重要的是踇外翻后足部结构改变,如第 1 跖骨内翻、旋前、抬高,第 1 跖楔关节内翻,足横弓塌陷,负重点外移,前足内收等和继发的疼痛,对足基本的负重及行走功能有较大的影响。因此,又有人称踇外翻为踇外翻复合体或踇外翻综合征。踇外翻后,足的形态改变,影响足的美观,不易买到一双合适的鞋。随着人民生活水平的提高,越来越多的人追求在生活和工作中有一双健康的脚,因此人们对踇外翻的治疗效果提出了更高的要求。踇外翻并不是一个简单的病变,不同程度的畸形和病理变化的多样性以及患者的不同要求,使我们在治疗踇外翻时会有多种选择。踇的外翻手术不复杂,但如果手术方式选择不当或操作不当就不能获得良好的治疗效果。

在现有的百余种手术方法中,每一种手术方法都有达到满意治疗效果的病例,但没有一种手术可以解决踇外翻的所有问题。在治疗踇外翻时,需要认真检查每一个患者,仔细了解其病理改变,选择最适合的治疗方法,才能达到最好的临床效果。

### 二、病史

虽然踇趾的外翻畸形一目了然,很快就能做出诊断,但相关的病理改变需要仔细检查方能更加清楚地了解。这些病理改变对治疗方案的选择及治疗的效果有着重要的影响。细致的病史询问、认真的物理查体、全面的放射学评价是我们治疗患者的重要依据。

#### (一)疼痛

踇外翻患者常以踇趾的疼痛和踇趾外翻畸形就诊。约有 70% 踇外翻患者合并有疼痛,在询问病情时,需要了解疼痛的部位是在踇囊,还是位于跖趾关节或籽骨部位;疼痛有无向踇趾的放射;疼痛的严重程度;疼痛是否影响运动、工作和日常生活;疼痛缓解的方式;是行走时痛还是静息时痛;疼痛和穿鞋的关系,如有些患者只能穿宽松的鞋,严重的患者甚至不能穿任何种类的鞋;疼痛开始的时间、持续的时间和进展的情况;外侧足趾疼痛等情况。

## （二）病程

蹞趾外翻畸形和蹞囊形成的时间、疾病加重的过程，对其他足趾的影响情况；生活中的不便，如择鞋困难、跑步或长时间行走后疼痛均应记录在病史中。

## （三）既往穿鞋的情况

既往有无穿过窄小、高跟的鞋，现在穿鞋的变化；穿鞋被认为和蹞外翻的发生有密切关系。Hoffman 报道，在菲律宾和中非的调查中发现，当地人在不穿鞋前，足呈扇形，蹞趾是直的；当他们穿鞋后，足趾受到挤压向中间靠拢。Engle 发现非洲的土著人因为不穿鞋而很少有足部的问题。Simfoot 和 Hodgson 调查了没有主述足部疾患的香港居民 225 只足的情况，其中一半人穿鞋，一半人不穿鞋。不穿鞋人群中蹞外翻的发生率只有 9%，而在穿鞋的人群中蹞外翻的发生率达到 33%。Kato 报道在古日本人的足印图中没有见到蹞外翻畸形，在近 30 年中，由于穿西式尖、头高跟鞋的人数不断增加，日本的蹞外翻的发生率比过去穿传统木屐的时代有明显的增加。同一个人，赤足和穿前端窄小的鞋分别摄 X 线平片，可以发现鞋对前足有着明显的挤压。因此，穿鞋，尤其是穿窄小、高跟的鞋被认为是引起蹞外翻的重要外部原因之一。但在正常人群中，患蹞外翻的毕竟是少数，很多穿高跟鞋者也并没有发生蹞外翻，穿鞋并不是引起蹞外翻的唯一原因，它可能加重了某些结构不良足的病理变化，是引起蹞外翻的外部原因，蹞外翻的发生还有其内在的原因。

## （四）既往治疗的情况

既往使用过何种药物；用过何种矫形支具；既往手术的时间、手术方式和在何处做的手术等。

## （五）其他疾病

既往蹞趾是否受过创伤；有无类风湿性关节炎、糖尿病和痛风性关节炎等全身性疾病；有无遗传病史。

## （六）家庭其他成员有无蹞外翻

很多蹞外翻的患者有家族病史，Piggott 报道，至少 50% 以上的患者在 20 岁以前就已发生蹞外翻。Hick 报道，如果一位女性在 20 岁以前蹞外翻角仍然小于 10°，她以后发生蹞外翻的可能就很小。Jordon 和 Brodsky 认为，穿鞋只是加快了已有蹞外翻的发展。Wallace 调查了 224 例 9 岁的蹞外翻患儿，发现全部有蹞外翻家族史或有第 1 跖骨不稳定现象。有学者对 1491 例蹞外翻患者进行了调查，发现 69.48% 的患者有家族遗传史，其中 55% 的患者在 20 岁之前就出现了蹞外翻畸形。

## 二、体格检查

### （一）望诊

检查时室内要有良好的光线，患者要暴露出小腿与足部。

第一，观察患者肢体力线，要注意患者有无合并膝外翻。正常下肢的负重力线的标准是髂前上棘、髌骨中心、蹞趾与第 2 趾趾蹼间在一直线上。

第二，检查患者所穿的鞋，观察两侧鞋的足底磨损情况是否一致，鞋面及鞋帮部分有无变形。

第三，踇外翻患者常合并有其他足部畸形，所以还要注意其他足部畸形的检查。①扁平足：表现为足跟外翻、足弓降低。通常有前足外展旋后，距下关节站立时过度旋前，走路时更加显著。如患者有扁平足畸形，则可嘱患者以足尖站立，观察足弓是否出现，足跟是否内翻，以明确形变是否已固定。手法活动距下关节以明确是否有后足关节炎及跗骨联合。②高弓足：表现为第 1 序列跖屈、足弓抬高、前足旋前，很多患者合并有后足内翻。高弓足尤其是非对称性者，常合并有脊柱异常或有遗传性感觉、运动神经病变，如进行性肌萎缩，应注意检查。③内收跖：表现为后足居中，跖骨内收，一些患者有前足旋后。学龄前儿童发生此情况可纠正，而在成人则常已固定无法纠正，但通常无明显症状。

第四，患者第 1 跖趾关节部位踇趾向外偏斜，跖骨头内侧或背内侧肿物突出，表面皮肤可有胼胝。跖骨头背内侧的突出，形成踇囊，踇囊可为无痛性突出，局部皮肤红肿常是踇囊炎的表现，有时踇囊破溃合并感染，但一般较为局限。较大范围的红肿，常为痛风性关节炎的表现。整个关节的肿胀可能为骨性关节炎或类风湿性关节炎的表现。

足趾胼胝出现的部位往往是局部受到异常压力的结果。第 1 跖骨头跖内侧皮肤胼胝体形成，可能说明前足在步态的推进期存在有异常的旋前。此部位疼痛常是踇趾内侧固有神经炎（Joplin 神经炎或神经瘤）或籽骨病变的结果。第 1 跖骨头跖侧胼胝体形成说明可能有籽骨的异常增生、第 1 跖骨跖屈和固定的前足旋前。踇趾趾间关节跖侧胼胝体形成可能是由趾间关节跖侧籽骨或增生的近节趾骨头引起。踇趾近节趾骨头的外侧髁面皮肤和第 2 趾摩擦也可形成胼胝或硬鸡眼。踇趾趾甲被第 2 趾挤压，可发生变形或嵌甲。踇外翻患者踇趾的负重能力减弱，负重外移，常见第 2 跖骨头下出现胼胝，约有 40% 的患者第 2 跖骨头下会出现无痛性或有痛性胼胝。负重的外移，部分患者可以合并有外侧足趾间的趾间神经瘤。踇外翻后引起的外侧足趾跖骨头下的疼痛，又称为转移性跖骨痛。

第五，轻度踇趾外翻一般对第 2 趾没有影响或影响较小，较严重的畸形可能推挤第 2 趾引起移位。如果其他趾随着踇趾均向外偏斜，称为"外侧风吹样畸形"（lateral wind–swept toes deformity）。而另一些患者踇趾外翻，第 2 趾内翻，两趾形成交叉（crossover）。踇趾可位于第 2 趾上方，但多位于第 2 趾的下方，形成第 2 趾骑跨并合并有锤状趾畸形。有些患者前足明显增宽，形成扇形足。第 5 跖骨头外侧的挤压，可产生小趾滑囊炎。

第六，踇趾趾间关节、远节趾骨可有外翻畸形，测量远、近节趾骨轴线，> 10° 为异常。但在 X 线测量时由于踇趾外翻、外旋，趾骨常处于非正常位置，因此不能真实地反映出趾骨外翻。趾间关节屈曲畸形称为踇趾锤状趾。在踇趾僵硬时，趾间关节活动度也有可能会增大。

第七，较严重的踇外翻，还常伴有踇趾的向外旋转，趾甲指向背内侧，此时称为外旋或旋前。相对于足的水平位置，可将踇趾旋转分为 4 度。0 度：无旋转；1 度：25° 以内的旋转；2 度：25° ~ 45° 的旋转；3 度：45° 以外的旋转。

第八，除此之外还要检查以下内容：①足背和足底的表面皮肤。②肌肉情况，有无萎缩。③指甲条件及卫生情况。④骨性突起或外生骨疣。⑤检查足背动脉及胫后动脉搏动情况。

## （二）触诊

### 1. 压痛点

用指腹触诊法检查患部压痛点，注意压痛的部位、范围，有无放射痛。踇囊部位的压痛最为多见，有时叩击跖骨头内侧突出部位刺激皮神经，可引起疼痛并向踇趾内侧放射，踇趾内侧皮肤感觉可能异常。关节周缘的压痛可能是骨性关节炎或滑膜炎的表现。籽骨部位的压痛可能为籽骨软骨损伤或为籽骨的异常增生的刺激。

### 2. 皮肤温度

皮肤局部温度升高，常是深部组织炎症或存在生长活跃的肿瘤的一种表现，关节部位皮肤温度高是诊断各种关节炎的依据之一。

### 3. 肌腱

在踇趾背屈和跖屈时触摸踇长伸肌腱和踇长屈肌腱，踇外翻时其常外偏，呈"弓弦"样。

## （三）动诊

### 1. 距小腿关节

旋前＝外展、外翻、背屈；旋后＝内收、内翻、跖屈。

主动活动：让患者将足抬起（背屈）、落下（跖屈）。

被动活动：背屈，将一手置于足跟部，前臂支撑足，另一手握住小腿。抬起前臂使足背屈，正常为15°；跖屈正常为55°。

### 2. 内侧跖楔关节

内侧跖楔关节的活动度大于多少才能称为不稳定至今仍然没有一个定量的标准。Myerson认为矢状面活动度大于4°和水平面活动度大于8°就为内侧跖楔关节过度活动。Klaue发现正常人第1跖骨头可向背侧移位4 mm，而踇外翻患者可达到9 mm。Clasoe发现使用仪器测量第1跖骨头移位和以手动测量所得结果不同。目前在临床上判断内侧跖楔关节稳定性的方法主要靠医生的经验判断。检查内侧跖楔关节的稳定性可从两个平面进行，即从矢状面检查，检查者一只手的踇指和示指分别从跖侧和背侧握住第1跖骨头，另一只手的踇指和示指以同样方式握住第2跖骨头。使第1跖骨最大限度地推向背侧，再将第1跖骨最大限度地推向跖侧，分别记录跖骨头移位的距离。如果背侧和跖侧移位的距离分别大于1 cm，认为是异常状态。对于严重不稳定的患者，握住其第1跖骨远端，使跖骨基底分别向背侧和跖侧移动，另一只手置于内侧跖楔关节，可明显感觉到该关节的移动。在水平位上，握住踇趾近节向后内推挤第1跖骨，该关节不稳定的患者可见跖骨间角加大。向外推挤跖骨头，也可使跖骨间角缩小。但跖骨间角的加大或缩小有时难以观察，可采用Romash挤压试验来判断，即用胶带加压环绕缠住第1、第5跖骨头，负重位摄X线平片观察第1、第2跖骨间角，与未固定的负重位平片比较，如果两者有较大差别，说明存在有内侧跖楔关节的水平位不稳定。跖楔关节过度活动（不稳定）的患者除了可伴有有症状的踇外翻，还可有第2跖趾关节和跖楔关节的压痛。长期严重的不稳定可能会引起该关节的骨性关节炎。

### 3. 第1跖趾关节

正常第1跖趾关节的最大被动背伸65°～75°，最大被动跖屈15°以上。行走时足趾离地需足趾背屈35°～40°，最大被动背伸小于65°一般为踇僵硬的表现。骨性关节炎时跖趾关节在活动过程中可有疼痛和摩擦感。握住近节趾骨在跖骨头上碾磨，在踇僵硬和骨性关节炎患者可引起疼痛。

将外翻的踇趾内翻被动纠正畸形时，可感觉到很多患者第 1 跖趾关节外侧较紧张，不易纠正，表明踇收肌紧张和（或）外侧关节囊有挛缩。对于青年患者，畸形可能较容易被动纠正甚至过度纠正，同时感觉伸趾肌腱的张力，判断有无挛缩。

踇外翻患者足趾背屈活动时，可出现明显的踇趾向外偏斜。腓侧籽骨向外脱位及跖趾关节外侧结构挛缩是造成这种偏斜的主要原因。可在矫正位检查第 1 跖趾关节活动。尽量内收踇趾直至近节趾骨基底的内侧面进入跖骨头上其适合沟内，即可仔细地触到关节的矫正位置。如果此时仍有踇趾外展，则通常表明有近端关节角偏斜，或者可能有远端关节角偏斜。此时需用 X 线摄片检查来鉴别这两种情况。比较踇趾外翻位置和矫正位置的被动伸屈活动，判断跖趾关节面是否适合，使踇趾处于伸直位，踇趾可丧失全部背屈活动。处于外偏斜位置时，可有全部背屈活动，即所谓的"轨迹束缚"关节，是关节对跖骨头关节面向外偏斜的适应性改变的标志。如踇趾不能处于矫正位，则可能是因为踇趾明显外翻旋转造成腓侧籽骨向外半脱位。一旦处于矫正位置，踇趾就能背屈，如果踇趾背屈而没有向外偏斜，则表明籽骨位置正常。但是，如果踇趾背屈时向外半脱位，则籽骨不再作用于其各自的解剖沟内，需要实行肌腱平衡手术使之复位。任何疼痛、摩擦音或关节活动受限均将使检查者怀疑有退行性关节炎改变，都可能需要行关节置换术。

4. 踇趾趾间关节

正常人踇趾趾间关节可跖屈 60°，不能背屈，踇外翻患者踇趾趾间关节活动度常减小。

5. 负重位检查

第一，如果足趾畸形在负重后加重，说明关节存在松弛或足趾不稳定。有些踇外翻患者足负重后出现内侧纵弓的塌陷，前足呈旋前状态。足垫的支持可纠正前足的旋前，能很好地缓解症状。

第二，踇趾抓持力的检查。可让患者负重位站立，将一纸片置于踇趾跖面，正常站立时，如果不能轻易拉出纸片，说明抓持力很好；如果可拉出纸片，让患者将踇趾跖屈用力，整个踇趾都可抓住纸片，不能轻易拉出纸片时，说明抓持力一般；如果让患者将踇趾跖屈用力，但只有踇趾末节可抓住纸片、用力拉出纸片时，说明抓持力差；如果让患者将踇趾跖屈用力也不能控制住纸片，说明没有踇趾抓持力。

## （四）肌力检查

1. 胫骨后肌

检查者站在患者后面，让患者分别以单侧足尖站立，大部分胫后肌无力患者不能使足跟离地。还可以让患者在跖屈位抗阻力内翻足，在内踝下方触摸胫后肌腱，胫后肌无力患者肌腱很弱，不能摸到或摸上去很细。

踇外翻患者常合并有胫后肌腱无力，这种变化可能与步态周期中内侧纵弓所承受的巨大应力有关。足舟骨跖侧、内侧的最大位移，发生在站立相末期。此时，胫后肌腱是支持足舟骨防止内侧纵弓塌陷的主要动态结构，动力支持的作用要远远大于静态结构的作用。一旦胫后肌腱乏力，在反复应力作用下内侧纵弓的支持韧带将变长。当距骨头跖屈、前足外展时，第 1 跖骨头相对向背侧移位，这个过程使第 1 跖楔关节复合体韧带拉长，加上交织在一起的胫后肌腱乏力使第 1 跖楔关节变得更加不稳定。

而第 1 跖骨的背侧移位为第 1 跖骨的旋转提供了条件，同时发生跗附关节变化的代偿——踇趾的外展旋前。所以如果在踇外翻的早期，应用肌力训练或其他保守治疗方法，如应用内侧足弓矫形支具应该可以缓解踇外翻的发展。同样，Myerson 认为踇外翻手术应该以重建第 1 跖骨干周围的肌力平衡为主。

2. 胫骨前肌

嘱患者将前足翘起，用足跟走路，胫前肌腱很明显地显露；患者坐在检查椅边，握住患者小腿，检查者将踇趾放在患者足背侧，使患者背屈内翻足，令患者在此姿势抗阻力内翻，此时触诊胫前肌腱。

3. 腓骨长短肌

嘱患者以足内侧缘行走，如能正常进行，则表明腓骨长短肌力量正常；与检查胫骨前肌相反，检查者一手稳定跟骨以固定距小腿关节，另一手在足抗阻力外翻时触摸腓骨长、短肌。

4. 踇长伸肌

检查者以手指放于患者踇趾远节背侧，嘱患者抗阻力背伸踇趾。

5. 踇长屈肌

检查者以手指放于患者踇趾远节跖侧，嘱患者抗阻力屈曲踇趾。

## （五）量诊

1. 踇外翻角

踇外翻患者的踇外翻角应通过负重正位 X 线片，测量第 1 跖骨与近节趾骨轴线的夹角获得。

查体时可用一两臂量角器，圆心位于第 1 跖趾关节处，两臂分别平行于第 1 跖骨及近节趾骨轴线，所得读数即为大体踇外翻角。

2. 足长

指从足跟后缘至最长趾末端的距离。

3. 足高

自内踝后下角至足底的距离，反映足弓的情况。

4. 足弓指数

指足的高度与长度之比，即足弓指数 = 足高度 / 足长度 × 100，正常范围：29 ~ 31。扁平足患者足弓指数小于 29，严重时在 25 以下。

5. 足顶角

第 1 跖骨头与内踝尖连线构成前臂，跟骨结节与内踝尖连线构成后臂，两臂间的夹角即为足顶角。正常足顶角为 95°，扁平足顶角为 105° ~ 120°，高弓足顶角小至 60°。

6. 足印检查

让患者双足站立踩在印泥上，随后双足站立于白纸上持续约半分钟，印在纸上的足迹可知足弓是否正常。正常足弓所印足迹如月牙形，内侧缺损；平足的足底完全着地，甚至还向内侧突出；高弓足的足印前后断开，或仅有少部分相连。

## 三、踇外翻的治疗

### （一）保守治疗

踇外翻作为一种疾病，早期除了外观不美丽、选鞋困难及容易损坏鞋形外，还没有给患者带来太多的困扰。随着年龄增长，踇外翻畸形程度的加重，会产生很多严重的并发症，如踇囊炎肿、爪形趾、鸡眼、脚垫等。这些并发症的发生不仅影响足部功能，还会产生疼痛，严重影响生活和工作。一些患者因各种原因，如年龄小、严重的全身性疾病（糖尿病、高血压、心脏病等）不能耐受手术需要保守治疗，保守治疗的目的主要是：减轻局部压力，消除肿痛，改变足底应力分布，防止踇外翻进一步发展。

#### 1. 减轻局部压力

踇外翻患者踇趾外翻，第 1 跖趾关节内侧突出形成滑囊，前足变宽，多数患者伴有第 5 趾内翻，第 5 跖趾关节外侧向外突出也形成滑囊，因此穿鞋时第 1、第 5 跖趾关节处易受到挤压，踇趾外翻后压迫第 2 趾内侧产生胼胝及疼痛。由于前足变宽往往导致前足横弓塌陷，足底应力分布显示，第 2、第 3 跖骨头受力增加，长期摩擦产生胼胝体，产生疼痛，往往合并扁平足。踇外翻患者足部受压部位为第 1 跖趾关节内侧，第 5 跖趾关节外侧，第 2 趾内侧，第 1 跖骨头下方，第 2、第 3 跖骨头下方，若合并第 2、第 3 趾锤状趾，则第 2、第 3 趾的跖趾关节背侧也是受压的部位。针对受压部位不同可采取不同的治疗方法。首先穿鞋时选择一双合适的鞋子，采用松软的材料制作，鞋跟不要太高，鞋头要宽松一些，使足趾在里面有一定的活动空间，使其感受不到任何压力，尤其不能穿尖而瘦的高跟鞋。一些特制的鞋可使第 1 跖趾关节内侧略突出，以适应突出的滑囊。

对于足底疼痛的患者应根据疼痛及胼胝的位置采用不同的矫形鞋垫进行保守治疗，第 1 跖骨头下疼痛，其原因是内侧籽骨移位，承受的压力增加，长期受到压力磨损，有时可产生应力性骨折或缺血坏死。其治疗目的是：分散第 1 跖骨头下的压力；减轻局部冲击力；限制跖趾关节背屈减轻张力。可采用 5 mm 厚的矫形鞋垫，在跖骨头部位挖出一跖骨头大小深 5 mm 的洞，洞内填充有弹性的海绵，分散压力。内侧纵弓塌陷者可应用内侧纵弓支持垫，横弓塌陷者可采用横弓支持垫。足底内侧凸起的鞋垫可加压第 1 跖骨内侧缘，将内侧鞋帮撑开，减轻第 1 跖骨头的压力，减少摩擦，缓解疼痛。

#### 2. 消除肿痛

可采用理疗、热敷、外用消肿止痛药物，如双氯芬酸（扶他林）软膏外涂、止痛酊外涂。有的患者因踇囊处的隐神经位于跖骨头骨赘的表面，摩擦引起神经痛，可采用醋酸泼尼松龙 0.5 mL 加 2% 利多卡因 1.5 mL 局部封闭。

#### 3. 防止进一步发展

许多器具可用来防止踇外翻进一步的发展，包括日间、夜间夹板，其作用原理是对踇趾施加内翻压力，同时将第 1 跖骨头压向外侧。日本学者使用特殊的袜及鞋来防止踇外翻的发展，这些措施不能根治踇外翻，但可以延缓其发展。硅胶分趾垫可用于分开第 1、第 2 趾，减缓第 1 趾对第 2 趾的压迫，但有可能导致第 2 趾的外翻。日间可穿分趾袜使各趾分开防治外翻，也可在双足伸直背屈 90°，用环状橡皮条套在两侧踇趾上使其持续向内侧牵拉。做赤足运动，加强足底肌肉力量，延缓踇外翻恶化程度。每日用手指将踇趾向内侧掰动，也可有效地防止踇外翻加剧。

### （二）手术治疗

据文献记载，既往踇外翻治疗的术式超过了 130 种，术式繁多，适应证广泛，但仍未有一种手术是完美无缺的。手术设计及手术操作的缺陷往往导致术后效果差，引起患者不满。近年来截骨矫形较为流行，但其适应证的掌握仍是较困难的。

手术治疗目的主要有以下 6 个方面：①纠正踇外翻畸形，解除致外翻的原因，去除影响矫正因素。②切除踇囊炎及增生骨赘，改善外观。③纠正第 1 跖骨内翻，重建足前横弓，恢复正常足负重力线，使其符合生物力学要求。④纠正踇趾旋前，恢复第 1 趾列内收、外展肌力平衡。⑤维持第 1 跖趾关节匹配，改善关节面对合，增加关节活动度，解决第 1 跖趾关节炎症，如疼痛、半脱位，延缓退行性变。⑥尽可能恢复正常籽骨排列及足负重模式。

手术方法主要分以下 5 类：①踇囊切除及软组织矫正术。②跖趾关节功能重建术。③截骨矫形术。④关节融合术。⑤其他特殊术式。

# 第二节　糖尿病足

糖尿病足是指因糖尿病神经病变，包括末梢神经感觉障碍及自主神经损害，下肢血管病变——动脉硬化引起周围小动脉闭塞症，或皮肤微血管病变以及细菌感染所导致的足部疼痛、足部溃疡及足坏疽等病变。常由缺血、神经病变和感染 3 种因素协同发生作用。

糖尿病足是糖尿病常见的慢性并发症之一，也是导致糖尿病患者截肢的主要原因。根据糖尿病足流行病学研究，近年来，糖尿病足的发病率明显增加主要与下列因素有关：①全球性糖尿病患病患者数的增加。②糖尿病患者均寿命延长以致糖尿病病程也延长。③老龄人口的增加。

## 一、糖尿病足的发病机理

### （一）神经病变致感觉障碍

第一，肢体血管的自主神经病变使血管运动减弱，局部组织抵抗力降低，微小创伤即可引起感染，而又因局部感觉神经功能障碍，微小的病变不能及时发现，最终导致病情迅速恶化。

第二，肢体感觉障碍，导致烫伤等损伤得不到及时治疗。

第三，神经病变可引起足部小肌肉萎缩，由于足部长肌无对抗性牵拉，形成爪状足趾（特别是第 3、4 及 5 趾）。这种畸形使跖骨头成为足底负重的支撑点，长期摩擦，局部胼胝形成，极易发生感染及穿透性溃疡，重者扩散至附近的骨骼引起骨炎。

第四，由于深感觉也消失和关节运动反射障碍，使患者在不自觉的情况下，有些关节负荷过度，失去了对反复创伤的保护性作用，使关节及关节面变得很不规则，易出现骨折、关节脱位和半脱位，特别是跖趾关节。

## （二）下肢发生动脉硬化导致足部缺血

下肢发生动脉硬化后引起足部缺血，特别是足趾，加上小血管及微血管病变，使足趾血压下降到全身血压的一半或更低。在某些需要迅速增加血循环的情况下（如外伤、感染、过冷及过热等）血流不能相应增加，即可引起组织的坏死即坏疽，尤其是足趾。

## （三）感染

神经病变及缺血导致局部组织易继发严重感染。在轻微的创伤如足底的压疮，趾甲修剪得过短，足癣治疗不当均可继发感染。在足底压力负荷部位皮肤及皮下纤维脂肪组织反应性增厚，一旦足跟部有了感染，易迅速向四周扩散。

## 二、糖尿病足的临床表现

糖尿病患者除常规的体检之外，应特别注意足部的体征：①患者的行走步态及有无足部的畸形如鹰爪足和足趾外翻、肌肉萎缩、胼胝；②皮肤的温度、颜色和出汗情况，观察皮肤有无水疱、裂口和破溃等；③检查足部皮肤对温度、压力和振动（音叉振动觉）的感觉情况；④触诊足背动脉有无搏动减弱或消失，在动脉狭窄处是否可闻及血管杂音；⑤仔细叩诊腱反射，如膝反射和踝反射等有无减少或消失。

### （一）症状

本病初期，患者多有皮肤瘙痒、肢端发凉、感觉迟钝、水肿，继之出现双足袜套式的持续麻木，多数可出现痛觉减退或消失，少数出现患处针刺样、刀割样、烧灼样疼痛，夜间或遇热时加重，鸭步行走。伴有严重肢体缺血的老年患者还可出现间歇性跛行、静息痛等。

### （二）体征

患者下肢及足部皮肤干燥、光滑、水肿，体毛脱落，下肢及足部变小。皮肤可见大小不等的散在性水疱、淤点、淤斑、色素沉着，肢端发凉。抬高下肢时，双足发白，下垂时，则呈紫红色。趾甲变形、增厚、易脆、脱落等。足部肌肉萎缩，肌张力差。常见足畸形、跖骨头下陷、跖趾关节弯曲，呈弓形足槌状趾、足趾过伸如爪状。足背动脉闭塞时双足皮色青紫，搏动极微弱或消失，有时于血管狭窄处可听到血管杂音。肢端感觉迟钝消失，音叉震动感消失，跟腱反射极弱或消失。足部慢性溃疡时，足跖部、跖骨头外形成圆形的穿透性溃疡。有时出现韧带撕裂、小骨折、骨质破坏，并有神经性关节病。

### （三）分类

根据糖尿病足病损其局部的表现常分为湿性、干性和混合性坏疽3种类型。

1. 湿性坏疽

多见于较年轻的糖尿病患者。由于肢端动脉和静脉血流同时受阻及微循环障碍、皮肤创伤感染而致病。病变多在足底胼胝区、跖骨头或足跟处。病变程度不一，足部发红、肿胀、皮肤破溃，形成大小、形态、深度不等的溃疡或脓肿，皮肤、血管、神经、骨组织坏死。严重时伴有全身症状，体温升高、食欲缺乏、恶心、腹胀、心悸、尿少等菌血症或毒血症表现。

2. 干性坏疽

多见于老年糖尿病患者。下肢中小动脉粥样硬化，肢端小动脉硬化管腔狭窄，血栓形成、闭塞，但静脉血流未受阻。局部表现：全足或足趾干枯、变小，皮肤光亮、变薄，呈淡红色，趾尖边区可见有为数不等的黑点或黑斑，足部皮肤苍白、发凉，提示趾端微小动脉栓塞，足趾疼痛。干性坏疽常发生在足及趾的背侧。

**3. 混合性坏疽**

同一肢端的不同部位同时呈现干性坏疽和湿性坏疽。坏疽范围较大，累及足的大部或全足，病情较重。

（1）根据病变程度并参照国外标准，糖尿病足分为 0 ~ 5 级

0 级：皮肤无开放性病灶，存在有发生溃疡的危险因素。常表现为肢端供血不足，皮肤凉，颜色呈紫褐，有刺痛、灼痛感，麻木，感觉迟钝或丧失，兼有足趾或足的畸形等高危足表现。

1 级：肢端皮肤有开放性病灶，但无感染表现。水疱、血疱鸡眼或胼胝、冻伤或烫伤及其他皮肤损伤所引起的皮肤浅表溃疡，但病灶尚未波及深部组织。

2 级：感染病灶已侵犯深部肌肉组织，常合并有软组织感染。常有蜂窝织炎多发性脓灶及窦道形成，或感染沿肌间隙扩大造成足底足背贯通性溃疡，脓性分泌物较多，但肌腱韧带尚无组织破坏。

3 级：肌腱韧带组织破坏，蜂窝织炎融合形成大脓腔，脓性分泌物及坏死组织增多，但骨质破坏尚不明显。

4 级：足部出现严重感染，已造成骨质缺损、骨髓炎及骨关节破坏或已形成假关节。部分指、趾或部分手足发生湿性或干性严重坏疽。

5 级：足的大部分或足的全部感染或缺血，导致严重的湿性或干性坏疽。肢端变黑、变干，常波及距小腿关节及小腿，一般多采取外科高位截肢。

（2）糖尿病足溃疡严重程度评分系统：糖尿病足溃疡分级新方法

德国图宾根大学 Beckert 等提出了一种根据溃疡性质对糖尿病足严重程度进行分级的新方法。据此，他们建立了新的糖尿病足溃疡严重程度评分系统（DUSS 系统），并应用该评分系统对 1 000 例患者进行了评估，证明该评分系统能够比较准确地预测糖尿病足溃疡患者的预后。

DUSS 系统对 4 项临床指标进行打分，分别为：

是否可触及足动脉搏动（有为 0 分、无为 1 分）。

溃疡是否深达骨面（否为 0 分，是为 1 分）。

溃疡的位置（足趾为 0 分，其他部位为 1 分）。

是否为多发溃疡（否为 0 分，是为 1 分）。

该评分系统最高评分为 4 分。

得分为 0 分者的溃疡愈合率显著增高，而得分高者的溃疡愈合率降低，同时截肢率增高；得分相同的不同亚组患者，溃疡愈合率存在显著性差异。

进一步分析显示：得分每升高 1 分，溃疡愈合率降低 35%；同样，得分越高，初始溃疡面积越大，溃疡病史越长，需要住院或手术治疗的可能性就越大。

应用该系统来对糖尿病足溃疡患者的预后进行预测，从而及时建议患者接受专科医生的

治疗。

## 四、糖尿病足的检查与诊断

糖尿病足可分为神经病变型和神经缺血型。神经病变型糖尿病足表现为局部温暖、麻木、干燥及疼痛感消失、动脉搏动存在，可导致神经性溃疡（多发生于足底）、神经性关节炎足和神经病变型水肿。神经缺血型则表现为皮肤温度降低，动脉搏动减弱甚至缺失、静息痛、足周溃疡、局灶性坏死坏疽。两种类型的糖尿病足均易伴发感染，溃疡往往成为细菌入侵的门户，通常为多种细菌感染，并迅速向周边组织蔓延，最终累及全身，感染引起的组织破坏是截肢的主要原因。

鉴别诊断神经病变型与神经缺血型糖尿病足的关键就是动脉搏动的有无。动脉搏动的检查非常重要，而这一点恰恰最容易被忽略。只要能摸到胫后动脉或足背动脉搏动则证明缺血并不严重。若全部消失，表明血循环降低。测量血压指数（踝收缩压/肱收缩压）有助于判断，正常人的血压指数通常大于1，缺血时则小于1，因此，如果动脉搏动消失，并且压力指数小于1，则可证明其缺血；相反如果存在动脉搏动并且压力指数大于1，则可排除缺血。这对临床决策有重要的参考价值，因为这意味着大血管病变并不是主要因素，故不需要做动脉造影。

临床上有5%～10%糖尿病患者由于存在非压迫性外周血管病变而使收缩压升高，在有缺血病变存在时依然如此。那些动脉搏动不能触及而压力指数大于1的糖尿病足的诊断较为困难，特别是足部水肿时，检查者未能触及原本存在的动脉搏动，此时应在多普勒超声定位后重新体检，若仍不能触及，则可能是血管壁中层钙化，应认为缺血存在。这种情况下多普勒超声血液流速波形的检查和足踇趾压力的测定有助于诊断。

对于远端阻塞性病变，多普勒检查表现为波形异常，正常的快速收缩期搏动、舒张期流动消失，随着病变的加速，波形从变为扁平渐至消失。动脉病变严重程度的参考指标可查阅相关书籍。

踇趾收缩压的测量需要一个专用的踇趾套和能够测量踇趾血流的装置，例如激光多普勒或体积描记器，踇趾压力小于或等于30 mmHg[①]表明严重缺血，预后不良。另外，若测量足背经皮氧分压小于30 mmHg也证明严重缺血。

神经病变的程度需借助于检查对针刺和棉花的感觉以及振动觉是否正常，检查是否存在对称性分布的袜套样外周神经病变，若膝和踝关节反射缺失也表明存在周围神经病变。自主神经病变的检查比较困难，可根据有无皮肤干燥、皲裂、出汗异常等来判别。

一旦确诊神经病变，判断患者保护性的痛觉感是否存在至关重要。如果不存在则更易罹患糖尿病足溃疡，临床上比较有价值的两种检查方法：第一，振动测量。可使用手动振动阈值测量仪测量振动感。需要注意的是振动阈随着年龄的增长而增加，其测量值必须用同龄人数据加以校正。第二，尼龙细丝检查。尼龙细丝以测量压力感觉阈值。如果不能感觉到相当于10 g的直线压力，则表明其保护性痛觉感消失。尼龙细丝正确的使用方法为：①尼龙细丝不可过于僵硬。②尼龙细丝应垂直于测试的皮肤。③用力使尼龙细丝弯曲约1 cm。④测定下

---

① 1mmHg=0.133kPa。

一点前应停止 2 ~ 3 s。⑤测定时应避免胼胝，但应包括容易发生溃疡的部位。

同时，还要进行实验室检查。①测定空腹血糖，餐后 2 h 血糖及糖化血红蛋白。②尿常规、尿糖定性及 24 h 尿糖定量、尿蛋白和酮体检查。③血常规检查，红细胞、血红蛋白、白细胞等。④血液流变学检查。⑤血脂检查，总胆固醇，甘油三酯，高密度和低密度脂蛋白及血浆蛋白、白蛋白、球蛋白、尿素氮或非蛋白氮。⑥坏疽分泌物细菌学培养。

其他辅助检查如下。

电生理检查：肌电图、神经传导速度测定、诱发电位等检查可定量评价下肢有无周围神经病变和神经病变的程度。

皮肤温度测定：在 20 ~ 25 ℃的室温下，暴露肢体半小时后，用皮肤温度计对称性测定足趾跖面、足背面、足趾和小腿等部位的皮肤温度。正常时皮肤温度为 24 ~ 25 ℃，下肢血管病变时，皮肤温度降低，如双下肢或足部皮肤温度不对称，相差大于或等于 2 ℃，提示温度低侧下肢血管病变。

步行时间和疼痛测定：行走一定时间后出现下肢疼痛，但继续行走时疼痛可缓解或减轻，提示血管轻度堵塞；行走后出现疼痛，继续行走疼痛持续不缓解而被迫停止，提示血管中度堵塞；稍微行走即出现下肢疼痛而被迫停止，提示重度血管病变。

静脉充盈时间测定：将肢体先抬高数分钟，让静脉血排空，然后迅速放下，使动脉血充盈。正常时，足背静脉应在 5 ~ 10 s 充盈；如大于 15 s，提示动脉供血不足；在 1 ~ 3 min 充盈，提示动脉供血明显降低，侧支循环血液供应较差，预示溃疡不易愈合或易引发肢体坏疽。

血压指数：是一种非创伤性检查，对下肢动脉狭窄和缺血的判断有一定的参考价值。用普通血压计测定肱动脉收缩压，再将血压计袖带置于同侧踝关节的上方，听诊器置于内踝上内侧可听到胫后动脉的搏动；置于踝关节的前外侧可听到胫前动脉搏动；置于外踝后外侧可听到腓动脉搏动。

多普勒超声：可发现股动脉至足背动脉的病变，可了解动脉粥样斑块的情况、内膜的厚度、管腔的狭窄程度、单位面积的血流量和血流的加速度和减速度等，可对血管病变做定位和定量分析。由于每个实验室所使用的仪器类型和操作方法的不同，所得的数据和结果也不完全相同。应用时应参照各自的正常对照人群。甲襞微循环测定血管袢形态，血管走行，血流状态及速度，有无出血、淤血、渗出等病变。

微循环障碍时：①管袢减少，动脉端变细，异形管袢及袢顶淤血 > 30%。②血流速度缓慢，呈粒状流、泥沙样流、串珠样断流。③管袢周边有出血、渗出。肢体局部皮肤微循环测定，可在肢体动脉闭塞早期见到微血管管袢扩张。

跨皮肤氧分压（$TcPO_2$）测定：将 Clark 极普仪电极放置于保温 43 ~ 45 ℃的足部皮肤，$TcPO_2$ 高低与皮肤缺血缺氧有关。正常人 $TcPO_2$ 与动脉氧分压接近，如 $TcPO_2$ < 4.0 kPa，提示皮肤缺血明显，局部溃疡难以愈合；给予吸入 100% 的氧气 10 min 后，如 $TcPO_2$ 升高 1.3 kPa（10 mmHg）以上，提示预后尚可。

动脉造影：常用于截肢或血管重建术之前的血管病变的定位和病变的程度的了解，但检查本身可导致血管痉挛，加重肢体缺血。另外，如患者合并蛋白尿伴或不伴肾功能不全者，造影剂可能加重肾功能不全，应慎用，造影前应充分水化。

特殊检查：目的是确定有否深部感染。X线平片可发现局部组织内的气体，这一点说明患者有深部感染。X线片上，见到骨组织被侵蚀，说明有骨髓炎。深部感染早期的变化不典型，因而不能据此来鉴别神经性关节病与糖尿病骨病。In标记的白细胞扫描能发现早期的感染，但不能鉴别软组织病变和骨组织病变。MRI似乎是特异的，可清楚地显示骨组织、骨关节的形态，但其在糖尿病足方面的临床应用价值有待于进一步证实。

## 五、糖尿病足的治疗

糖尿病足的防治原则是：预防为主，早期诊断，早期治疗。

### （一）全身治疗

包括代谢控制、扩张血管、活血化瘀、神经病变的治疗、抗生素的应用（如存在感染）、高压氧治疗。

1. 代谢控制

代谢控制主要指要较好地控制血糖，血糖控制不佳不利于足部溃疡的愈合和感染的控制。糖尿病足溃疡的发生，尤其是合并感染等可进一步升高血糖，此时一般需换用胰岛素治疗，并尽可能使血糖控制在理想的范围内，这是治疗糖尿病足的基础。血糖应控制在 11.1 mmol/L 以下或尽可能接近正常。

2. 扩张血管和活血化瘀，改善组织供血

临床常采用：①低分子右旋糖酐 500 mL 或加丹参 10 ~ 20 mL，静脉滴注，1 次 /d。②山莨菪碱，一般剂量 0.5 ~ 1.5 mg/kg，轻者口服，重者静脉滴注。③腰 2、3、4 交感神经进行封闭治疗，解除下肢血管痉挛。④前列腺素 E 静脉注射，具有较好的扩血管作用。前列地尔 40 μg 溶于 50 ~ 250 mL 生理盐水中，于 2 h 静脉滴注完毕，每日 2 次；或前列地尔 60 μg 溶于 50 ~ 250 mL 生理盐水中，于 3 小时静脉滴注完毕，每日 1 次。肾功能不全者应从 20 μg 开始，滴注时间为 2 h，每日 2 次。可根据临床具体情况，在 2 ~ 3 d 将剂量增加到上述推荐的正常剂量。肾功能不全和有心脏病的患者其滴注液体量应限制在 50 ~ 100 mL/d，最好用输液泵滴注。有足供血不足的患者，在感染控制后，应做血管造影然后做血管重建术。⑤抗血小板药物如西洛他唑在抗血小板的同时，尚具有良好扩张周围血管的作用，对糖尿病足溃疡有良好的辅助治疗效果，其他如丹参和川芎等亦可辅助应用。

3. 神经病变的治疗

可应用 B 族维生素 B 制剂，同时合并应用神经营养药物改善神经功能。

4. 抗生素的使用

抗生素的使用应注意以下几点：①糖尿病足感染的致病菌中，以金黄色葡萄球菌常见，其次是链球菌、肠球菌、肠杆菌和厌氧菌等。入院后应尽早取病灶分泌物进行细菌培养，可先用常用抗生素治疗，待培养结果后改用敏感抗生素，此外还需加用抗厌氧菌的药物。②有足感染的患者，尤其是存在骨髓炎和深部脓肿者，要在监测血糖的基础上，强化胰岛素治疗，以使血糖达到或接近正常的水平。③要根据细菌培养的结果和药物敏感试验选用合适的抗生素。④表浅组织的感染可给予局部清创和广谱抗生素，如头孢霉素加克林达霉素（克林达霉素可以很好地进入组织，包括很难进入的糖尿病足）。⑤不应单独使用头孢菌素或喹诺酮类药物，因为这些药物的抗菌谱不包括厌氧菌和一些革兰氏阳性细菌。⑥口服治疗可以持续数周。⑦深部感染可用上述的抗生素，但是应从静脉给药开始，同时还需要外科引流，包括切除感染的骨组织和截肢。

### 5. 高压氧治疗

高压氧可提高新生组织的血管化生，增加胶原的合成，提高中性粒细胞的杀菌作用，同时可促进血小板源性因子的合成，该因子有促进伤口愈合作用。合并肺部感染者不宜用高压氧治疗。

## （二）局部治疗

主要包括局部清创术和创面处理。

### 1. 清创术

该方法在临床治疗中尚存在一些争议，但多数主张进行充分的清创，对感染灶行切开引流，清创范围应扩大至有出血的健康组织，切除所有的坏死组织，尽量保护有生命活力的肌腱和韧带组织；口小腔大的坏疽应扩大切口；多囊脓肿应有多个切口，保持引流通畅。小的清创术可床边进行，但多数情况可能需到手术室在麻醉的情况下进行。

局部水疱和血疱的处理应在严格消毒的情况下进行，选用无菌注射器，由水疱低位将其内容物抽出，并在局部涂以 2.5% 的碘酒以预防感染，局部适当加压使其干瘪。

### 2. 创面处理

坚持每天换药，局部可应用浸有抗生素、胰岛素和山莨菪碱的混合液（如 5% 生理盐水 250 ~ 500 mL 和人胰岛素 40 U 和庆大霉素 24 万 U 或其他抗生素和山莨菪碱注射液 40 mg）进行清洗和湿敷，其中在局部应用胰岛素可改善白细胞的功能、刺激上皮细胞和成纤维细胞的生长及蛋白质合成，有利于创口的愈合。局部应用抗生素可增强抗感染的效果；山莨菪碱局部应用能改善血液循环。

白天尽量暴露不包扎，夜间为避免损伤可行包扎。可辅助应用中药粉去腐生肌，消炎止痛和改善微循环。

机械垫衬减轻溃疡部位负重，卧床休息和使用特制鞋等。

周林频谱仪或灯泡进行局部照射，有利于保持创面干燥和改善血液循环，每次半小时，每天 3 ~ 4 次。

患肢抬高，有利于减轻局部水肿（任何原因的溃疡，只要有水肿，溃疡均不易愈合），必要时辅以利尿剂。

## （三）外科治疗

### 1. 动脉重建术

动脉重建术是治疗大血管阻塞所致肢端缺血或坏疽的重要方法，可使一些患者免于截肢。方法如下。

血管搭桥术：血管通畅率约 60%，常用的方法是血管旁路转流术，即在正常供血动脉段与病变血管远侧非狭窄动脉之间架设一段自体或人造血管桥，以改善肢体的远端供血。

血管内膜切除术：适用于大血管和局限性动脉阻塞和狭窄。

经皮血管腔内成形术：对髂动脉闭塞较好。

带蒂大网膜移植术：常用于胫前、胫后和腓动脉闭塞症。

2. 截肢术

难治性溃疡可以通过外科手术治疗。当糖尿病足感染或坏疽影响足后的大部和中部时，外科医生必须选择让患者进行截肢。

手术内容包括切除踝骨和踝关节的残余物、松弛软组织、足的重排列和固定。6周后除去手术处理的固定物，再用石膏支具固定6周。3个月后以矫正器替代石膏支具让患者穿特制的鞋。

### （四）骨髓干细胞移植

骨髓干细胞具有定向分化为人体所需要的各种细胞的功能，基础及临床研究发现将骨髓干细胞移植到缺血的肢体可在局部形成血管内皮细胞，产生新生血管，而不会生成其他不需要的组织。其方法主要如下：在局部麻醉下获取骨髓，然后进行骨髓干细胞的分离，目前骨髓干细胞的分离已有成熟技术；最后将分离所获得的骨髓干细胞移植到缺血肢体。该方法适用于所有肢体缺血的糖尿病患者（对非糖尿病患者同样有效），从早期的间歇性跛行到晚期的足部溃疡，甚至肢体坏死，一般治疗病程越早效果越好，早期治疗可以缓解或完全解除间歇性跛行和静息痛，对糖尿病足溃疡患者可以促进溃疡愈合或缩小等。该操作比较简单，疗效较肯定，值得临床进一步观察和研究。

1. 干细胞移植治疗动脉缺血机理

骨髓中含有间充质干细胞，可以在缺血环境下转化为血管内皮前体细胞。骨髓中同时含有内皮前体细胞及骨髓前体细胞的共同祖细胞，可以在缺血环境下转化为内皮前体细胞。间充质干细胞在缺血环境下可以分泌大量的细胞因子，其中包括血管内皮生长因子等促进血管再生。间充质干细胞有抗凋亡的作用抑制病情进展。

2. 自体干细胞移植优势

自体干细胞移植优势主要表现在：①不存在免疫排斥反应。②不涉及胚胎干细胞伦理问题。③手术无风险，远期效果明显，适合于中老年慢性肢体缺血患者。④具有可反复性，可反复使用以达到最佳效果。

## 第三节　足踝部类风湿关节炎

足和踝部类风湿性关节炎在临床上较为常见，甚至可早于手与腕的病变，但踝关节病变在早期及轻度患者中少见。跖趾关节的滑膜炎最常见，而趾间关节不常受累。跖趾关节的肿胀、半脱位造成足趾两侧压痛，跖骨疼痛，跖骨头半脱位，拇趾外翻，足趾外侧偏移和爪样足变形，可引起患者的步态异常。

## 一、临床表现

病情发展缓慢，初发时患者先有几周到几个月的疲倦乏力、体重减轻、胃纳不佳、低热、手足麻木与刺痛等前驱症状。随后发生某一关节疼痛、僵硬，受累关节肿大显著，周围皮肤温热、潮红，自动或被动运动时引起疼痛。开始时可能一个或少数几个关节受累，且往往具有游走性，以后可发展为对称性多关节炎。

关节的受累常从四肢远端的小关节开始，以后累及其他关节。主要累及有滑膜的关节、可活动的周围小关节和大关节。近端指间关节最常发病，呈棱状肿大，其次为掌指、趾、腕、膝、肘、踝、肩和髋关节等。95%的患者晨间可有关节僵硬、肌肉酸痛，表现为病变关节在静止不动后出现较长时间的僵硬，维持半小时至数小时，适度活动后僵硬可减轻。晨僵时间与关节炎严重程度呈正比，可作为疾病活动的指标之一。

关节疼痛与压痛往往是最早的症状。手和腕关节，足和踝、膝、肩、肘、髋、颈椎、寰枢、寰枕关节均可受累。骶髂关节、耻骨联合可有侵蚀，但常无症状。胸椎、腰椎、骶椎常不受累。疼痛多呈对称性、持续性，且疼痛的严重程度不稳定。

多发生关节肿胀，原因是关节腔积液和周围软组织炎，滑膜肥厚。常见部位是腕、近端指间关节、掌指、膝关节等，多呈对称性分布。

由于关节肿痛和运动的限制，关节附近肌肉的僵硬和萎缩也日益显著。以后即使急性炎症消失，但由于关节内已有纤维组织增生，关节周围组织也会变得僵硬。病变关节最后变得僵硬而畸形，膝、手指都固定在屈位。手指常在掌指关节处向外侧成半脱位，形成特征性的尺侧偏向畸形。近端指间关节呈棱状肿大，小指指间关节屈曲畸形。10%~30%的患者在关节的隆突部位出现皮下类风湿结节。晚期患者多见关节畸形，其主要原因是滑膜炎的绒毛破坏了软骨和软骨下的骨质，形成了关节纤维化或骨性强直，肌腱、韧带受损，肌肉萎缩使关节不能保持在正常位置，造成关节脱位，这样关节功能可能完全丧失。

前足部的病变特别常见，有80%~90%的患者累及，在10%~20%的患者发病的最初阶段即有表现。足侧部跖趾关节最常累及，表现为间歇或持续的疼痛、压痛和软组织肿胀，即使在发病的早期也能常见。后足跗骨及舟骨常受累，但多不易被察觉。患者诉疼痛发僵，继发性足肌痉挛时间较久后，常导致外翻畸形和强直性扁平足。足跟痛在强直性脊柱炎是重要症状，提示附着点炎，在类风湿关节炎亦可存在。

关节病变只能致残，罕有致死，但关节外表现则有致死的可能。关节外病变的病理基础是血管炎。

### （一）类风湿血管炎

此症状常在恶性类风湿性关节炎（约占类风湿性关节炎的1%）中表现，病情严重，病程长。病理表现为坏死性血管炎，主要累及动脉并伴血栓形成，可出现严重的内脏损伤。血清中常有高滴度的类风湿因子，冷球蛋白呈阳性，补体水平降低，免疫复合物水平增高。临床上可出现心包炎、心内膜炎、心肌炎、冠状动脉炎或急性主动脉瓣关闭不全。

侵犯肝脾可出现Felty综合征，侵犯胃肠道出现肠系膜动脉栓塞，侵犯神经系统表现为多发性单神经炎，侵犯眼部可出现巩膜炎和角膜炎。可引起坏死性肾小球肾炎、急性肾功能衰竭，还可出现指尖或甲周出血点、严重的雷诺现象、指端坏死、血栓等。恶性风类风湿性关节炎病情严重，可危及患者生命，一旦出现上述症状，应在抗生素控制感染的基础上，选择中药及其他药物治疗。

### （二）类风湿结节

为含有免疫复合物的类风湿因子聚积所致。在类风湿性关节炎起病时少见，多见于晚期和有严重全身症状者，类风湿因子常呈阳性。类风湿结节的存在提示病情处于活动期。临床上将其分为浅表结节和深部结节两种。

浅表结节好发部位在关节隆突部及经常受压处，如前臂伸侧、肘部、腕部、关节鹰嘴突、骶部、踝部、跟腱等处，偶见于脊柱、头皮、足跟等部位。结节可有一个至数个，直径数毫米至数厘米不等，质硬、无压痛，对称性分布，初黏附于骨膜上，增大后稍活动。可长期存在，少数软化后消失。

深部结节发生于内脏，好发于胸膜和心包膜的表面及肺和心脏的实质组织。除非影响脏器功能，否则不引起症状。

## 二、诊断要点

足部及踝关节间歇或持续的疼痛、压痛和软组织肿胀为本病的早期症状，跖趾关节最常见。腓肠肌滑囊炎或足跟外滑囊炎常与腓肠肌结节并发。前足跖骨头常受侵蚀引起疼痛。足畸形多发生于跖趾关节炎及其内缩肌腱鞘炎后。由于足掌痛患者常以足跟行走，足呈上屈状，因此足趾呈爪样，最后跖趾关节脱位，跖骨头侵蚀，足变宽出现外翻畸形。

## 三、鉴别诊断

### （一）强直性脊柱炎

强直性脊柱炎的特点是：①多为男性患者；②发病年龄多在 15 ~ 30 岁；③与遗传基因有关，同一家族有多人发病，HLA–B27 90% ~ 95% 呈阳性；④血清类风湿因子多呈阴性，类风湿结节少见；⑤主要侵犯骶髂关节及脊柱，易导致关节骨性强直，椎间韧带钙化，脊柱 X 线照片呈现竹节状改变，手和足关节极少受累；⑥如果四肢关节受累，半数以上的患者呈非对称性，而且多为下肢关节受累；⑦属良性自限性疾病，发展为严重全身性强直者占极少数。

### （二）系统性红斑狼疮

早期出现手部关节炎时，难与类风湿性关节炎相鉴别，其特点是：① X 线检查无关节侵蚀性改变与骨质改变；②软组织和肌肉炎症可导致肌腱移位而产生尺侧偏移；③患者多为女性，有面部红斑现象及内脏损害；④多数有肾损害，出现蛋白尿；⑤雷诺现象常见，而皮下结节罕见；⑥血清抗 DNA 抗体显著增高。

### （三）骨性关节炎

主要有以下特点：①骨性关节炎可起病于 20 ~ 30 岁，患病率随年龄增长而增加，65 岁以上几乎普遍存在；②受累关节疼痛，无发热、无压痛，疼痛在劳累后加重，可侵犯四肢关节及脊柱；③血沉正常，类风湿因子呈阴性；④关节 X 线表现可见到关节间隙狭窄，软骨下骨硬化，呈象牙质变性、边缘性骨赘及囊性变，无侵蚀性病变。

### （四）风湿性关节炎

多见于青少年。有四肢大关节游走性疼痛，很少发生关节畸形。有发热、咽痛、心肌炎、皮下结节、环形红斑等，血清抗链球菌溶血素 O 试验抗体滴度增高，类风湿因子阴性。

## 四、治疗

### （一）后足

1. 踝关节

（1）保守疗法

除一般治疗外，在急性发作时，需卧床休息并使用石膏外固定制动。经前外侧注射类固醇药物，有助于患者活动，按需要可反复注射。若需进行手术，则不需再注射。急性期结束后，可用踝 – 足支架或用膝以下双钢针放在靴上，以协助负重活动。对能矫正的外翻或内翻病例，这种支具能起到制动作用。

（2）手术治疗

如果保守疗法无效，患者的足部动脉循环又不好，可考虑进行手术处理。常用的有滑膜切除术，关节外间室的手术减压，关节固定术或关节置换成形术。

滑膜切除术主要针对邻近的腱鞘。若封闭治疗对滑膜肿胀无效，可将滑膜切除术作为跗间融合术的一个辅助疗法。早期手术可获满意的疗效。

外翻足可引起外踝疼痛，因足受跟骨的挤压，可做腓骨远端切除术，减除邻近距骨面上的压力。这时再增加滑膜切除，成为一个较简单而有效的手术。

针对晚期病例，最好做关节融合术。特别对单侧病损而跗骨周围关节仍有活动者最为有效，尤其是需做中度重体力劳动的患者。通过前外进路，在关节面水平上，切断腓骨，以便矫正畸形，若骨连接良好，可用"U"形钉固定足于中立位，若关节融合于下垂位，前足和膝部会加重应力。如果膝关节有固定性屈曲，踝关节应固定于轻度背屈位，以获得负重力的平衡。融合需要有一定时间的固定，非负荷治疗需 6 周，然后再使用行走石膏管型固定 6 周。对类风湿性关节炎患者，一般不应使用挤压夹钳，否则会造成跟骨内松动。

若双踝均有严重病残，是否做关节置换，就值得研究了。因为若双侧跗间关节已融合，膝关节就成为最远侧的活动关节，患者从椅子上起立，或自马桶座上起立，就很不方便。对这类患者，至少在一侧踝关节应进行关节置换，这对患者的生活起居会有很大益处。

踝关节置换术不能替代髋关节置换术。目前很多报道指出类风湿性关节炎患者对踝关节的假体并不满意。一些假体有一定局限性，只能进行背屈和跖屈。在观察儿童先天性跗骨融合时，踝关节会出现"球 – 臼"形态，说明"球 – 臼"假体在踝关节内可使足有多向活动。这说明踝关节也会有距下关节和跗间关节的功能。若距骨周围的关节固定，踝关节承受旋前与旋后的扭力。这样应使用无制约的假体，以提供多轴心活动，多轴心踝关节假体置换术要比单轴假体好。

踝关节置换术没有一个理想的切口。经腓骨进入，可获得关节的部分半脱位。后入路可分离连接到同一块骨的跟腱附着。骨分离会延长早期愈合时间或延缓连接和康复时间。前切口是踇长伸肌和趾长伸肌之间进入，将血管束拉向内侧，组织较少破坏，可以很好地暴露两踝，有利于早期负重。距骨部分的附着可用跟骨牵引来辅助，以防止塞入的聚乙烯材料进入关节的后间室。

2. 跗间关节

（1）保守疗法

对于距舟关节或距下关节的局部疼痛，可注射类固醇来缓解。在关节强直以前，可每周1次或多次注射。较持久的疼痛可用短腿石膏管型固定来缓解，若双侧都有疼痛，石膏固定就不现实，若足置于中立位，反复使用石膏制动，会产生融合。对慢性疼痛，特别是对于活动性外翻畸形，可用聚乙烯夹板制动，或钢制支架固定。

（2）手术治疗

手术的适应证是持续疼痛、足不稳定和皮肤有坏死。僵硬和畸形不属于手术的适应证。外翻畸形可能需要很长时间才能完全矫正。

若体征局限于距下关节，可单做距下关节融合术，它可防止足的旋前和旋后，并保留跗间关节的背屈和跖屈。

外侧入路显露较好，可矫正轻度外翻，将外踝和跟骨的碎骨片填入关节内。较明显的外翻畸形可用髂骨移植于跗骨窦。

若症状局限于距舟关节，可单独施行距舟关节融合术。在内侧做一短切口，自关节面切除少量骨，然后用U形钉或螺钉予以固定。它可用以抑制距骨周围关节的一切活动，使未破坏的关节能逐渐获得稳定。

所有跗间关节的破坏均可引起严重外翻，使距骨头完全显露。这时最好做两个切口，一个切口作为距舟关节内侧楔形截骨；另一切口作为切除跟骰关节和距下关节，自距骨头和骨块的植骨自外侧切口植入。有时需同时做跟骨截骨术。前足的旋后可完全矫正外翻畸形，但尽量不做，因为有时仍需保留外翻姿态；即使在矫正位获得坚固融合，也不能完全矫正外翻，由于外翻可在跗骨远侧或在踝榫眼内复发，造成距骨倾斜。

跗间关节的融合术也可用来止痛。术后需采用不负重活动5～6周，石膏管型固定12周。

## （二）前足

1. 跖趾关节

（1）保守疗法

宽帮和低跟鞋以及简单的跖骨头支托能缓解症状。如果只有一个关节有持续性肿胀，可在局部关节内注射类固醇。较严重的畸形，特别是足趾脱位，需穿定制的轻鞋。这种鞋要有一定高度和深度，以适应足趾。用跖骨头衬托可缓解疼痛。

（2）手术治疗

跖趾关节的滑膜切除术一般需在畸形发生之前进行。患者不易接受此手术要求，情愿接受局部注射和装配定制鞋来治疗，所以滑膜切除术很少使用。

Helal 主张在跖骨干远侧作斜形跖位截骨术，结合 Wilson 的第一跖骨截骨术，能矫正外翻，若跖趾关节已完全脱位，可用手术抬高跖骨头，也可抬起足趾，如此将消失足趾功能，需穿特制的鞋，对轻度早期的跖趾半脱位，Helal 截骨术仍可有良好疗效。

根治手术包括对跖趾关节进行切除性关节成形术。这是跖趾关节类风湿关节炎常做的手术。一般认为仅移除一个或两个突出的跖骨头，无满意效果，会很快在残存的跖骨下出现胼胝。Fowler 建议使用背侧切口，切除跖骨头和近侧趾骨基底，结合切除跖侧破裂皮肤。

Rates 等主张用跖侧入路，切除跖骨头及其颈，保留趾骨，自足底切除皮肤。在第一趾上插入固定钢丝。若骨有足够的切除，上述两种方法都能缓解疼痛，改善足的外形。Kalas 手术可保证对足趾的控制力，因为其近节趾骨的附着未被破坏。跖骨头的切除成形术可以解除跖骨头的疼痛，并改善功能，患者可穿一般的鞋，但外翻可能会复发。如果跖骨干保留过长，跖骨痛也会复发，可能形成痛性瘢痕或类风湿性结节。因此需按患者的具体病变和要求，适当地选用手术。Gould 主张使用硅胶置换第一跖趾关节，其他趾骨则进行切除性关节成形术，可有良好效果。总之，足趾的手术种类繁多，没有一个手术能适应不同类型的类风湿性畸形，应在早期采用适当的非手术治疗。若必须施行手术，应选择最合适的、破坏最小的手术，同时加强足的康复锻炼，以保持足趾的功能。

2. 趾间关节

其他足趾的问题往往继发于跖趾关节的脱位、引起肌力不平衡、发生屈曲或槌状畸形。严重的外翻可挤压其他足趾或在第二足趾上有上下重叠，或在第三趾重叠，诱发更大的畸形。治疗首先应针对原发畸形，若只行趾间关节融合术，则跖趾畸形可用肌腱切断术和关节囊切开术来矫正跖趾关节畸形。部分近侧趾骨切除时，应保留其基底。

趾的趾间关节可发生明显外翻或严重过伸畸形，跖趾关节仍可正常，但可能出现痛性肿胀。可在中立位行关节融合术，这是最适用的手术；如果关节已有严重破坏，应加用松质骨移植。

术后处理：前足严重破坏的主要不良后果是足趾不能负重，逐渐使跖骨头的功能消失。为了改善足趾功能，应在手术前提示患者，特别强调术后的及时操练和功能康复治疗，因为术后需进行强烈的足趾操练，特别是跖屈动作，才能获得良好效果。麻醉消失后，应尽快进行锻炼。

若使用双侧跖切口而破坏了负重功能，伤口愈合后才能开始负重，应在行走前，尽量保留足趾的控制力。切除性关节成形术将缩短足的长度，但经努力锻炼后，患者最终仍可用足尖站立。

# 参考文献

[1] 陈天楠 . 踝上截骨治疗中期内翻型踝关节炎的临床疗效分析 [D]. 乌鲁木齐：新疆医科大学，2021.

[2] 何毅 . 关于足踝外科的热点与进展研究 [J]. 临床医药文献电子杂志，2019，6（47）：197.

[3] 洪劲松 . 足踝外科微创技术的革新与进展 [J]. 足踝外科电子杂志，2022，9（1）：1–2+5.

[4] 姜文晓 . 常见足踝损伤的诊疗及足踝关节镜技术 [M]. 北京：科学技术文献出版社，2016.

[5] 蒋云峰 . 显微外科治疗足踝部软组织缺损及骨外露研究 [J]. 中国继续医学教育，2019，11（22）：91–93.

[6] 柯亭羽，徐勉 . 糖尿病足的临床诊治 [M]. 昆明：云南人民出版社，2009.

[7] 李绍林，郎宁 . 运动医学影像诊断学 足踝关节分册 [M]. 北京：科学出版社，2021.

[8] 毛宾尧，庞清江，戴尅戎 . 人工踝关节外科学 [M]. 2 版 . 北京：人民军医出版社，2015.

[9] 沈超 . 足踝部常见疾病与损伤 [M]. 北京：科学出版社，2019.

[10] 唐农轩，范清宇 . 踝足伤病诊治手册 [M]. 北京：人民军医出版社，2004.

[11] 王军虎 . 足与踝外科疾病诊断与治疗 [M]. 北京：科学技术文献出版社，2014.

[12] 王雪，赵博，阿衣丁·夏哈太，等 . 踝上截骨术治疗内翻型踝关节炎的中期疗效分析 [J]. 新疆医学，2022，52（12）：1382–1386.

[13] 王正义 . 足踝外科学 [M]. 北京：人民卫生出版社，2006.

[14] 吴绪平 . 针刀治疗踝足部疾病 [M]. 北京：中国医药科技出版社，2009.

[15] 徐培 . 足踝部软组织缺损的显微外科修复 [D]. 延安：延安大学，2014.

[16] 徐向阳 . 上海足踝外科高峰论坛精要 [M]. 上海：上海科学技术出版社，2018.

[17] 徐向阳 . 实用足踝外科手术技术 [M]. 上海：上海科学技术出版社，2019.

[18] 薛怀宝 . 精编足踝疾病诊疗常规 [M]. 长春：吉林科学技术出版社，2018.

[19] 张成，高武长 . 关节镜在足踝外科常见疾病治疗中应用的研究进展 [J]. 感染，炎症，修复，2022，23（3）：189–192.

[20] 张成昌 . 踝关节镜技术治疗足踝常见病的临床相关研究 [D]. 重庆：陆军军医大学，2019.

[21] 赵景才 . 足踝疾病诊断与治疗 [M]. 天津：天津科学技术出版社，2016.

[22] 镇水清 . 踝足部疾病针刀临床诊断与治疗 [M]. 北京：中国医药科技出版社，2014.

[23] 朱敏，冯凡哲 . 足踝外科新进展 [J]. 中国修复重建外科杂志，2018，32（7）：860–865.